何裕民精准饮食抗癌智慧

畅销书《癌症只是慢性病》
《生了癌，怎么吃》
著者最新力作

U0112597

生了肠癌，
怎么吃

主　审：何裕民　主　编：孙丽红

副主编：洪　丽

编　委：蹇妮彤　金泉克

C·S K 湖南科学技术出版社

肠癌：呵护肠道，调整肠菌很重要

孙丽红教授主编的《生了肠癌，怎么吃》之样稿，笔者花几天时间，认认真真看完了，十分欣慰，很有感慨，想说几句。

孙丽红教授多年前带职攻读博士，主攻的就是饮食营养与癌症防治。当时，她已在上海中医药大学从事与饮食健康相关的教学工作，她一边上门诊，一边做课题，所做的博士课题就是常见癌种与饮食营养的关系。研究后明确得出结论：城市里的许多癌症——特别是肠癌、乳腺癌等，很大程度上就是吃出来的！

博士毕业后，她一直从事营养学教研工作，同时在全国各地奔走，研究、讲学及科普等，希望通过饮食调控来帮助芸芸众生防范肿瘤，远离癌症。在当时，关注此问题者寥寥无几。她的结论是借助实证性研究得出的，不仅填补了国内相关研究之空白，而且，说服力很强。故这些年来，孙丽红教授一直是这个领域的佼佼者、领头羊。特别是她还致力于现代媒体（包括各地电视台等）的科普宣传，让普罗大众知晓相关知识的同时，也使她成为该领域的"网红"。

言归正传，关于肠癌，20世纪后半叶不是很多见，至少，发病率没有排在前几位。但近年来，肠癌发病率在快速飙升之中，现在已居四望三了，可能很快会占据中国城市癌症发病率的前两位。对此，世界卫生组织（WHO）前总干事陈冯富珍的告诫是很有价值的。陈冯富珍是中国香港人，任职前她曾是香港卫生署署长。世纪之交（1999年），在特首董建华的提议下，当时香港准备推行"中药港"计划。为此，她曾来上海访问，我当时任上海中医药研究所所长，接待了她，两人交谈甚欢。此后一直关注她的言行。她在2011年莫斯科的WHO会议上，以WHO总干事的身份，专门谈到了中国政府需要帮助国民控制及改善饮食，优化膳食结构，如此可减少中国40%的癌症发病率和死亡率。对此，我印象特别深刻。因为一位有中国人背景的世界级专业人士如此强调饮食营养的重要性，且是针对中国而谈的，很少见，值得重视。而这里主要涉及的就是肠道及乳腺等与饮食营养关系密切的癌症。而当时的背景就是这些癌症患者正在快速增多之中。至少，可以肯定地说，通过管控饮食营养，优化膳食结构，减少肠癌及乳腺癌等的发病率及死亡率，并非天方夜谭，空穴来风，而是有扎实的事实依据及专业背书的！故本书可谓防控肠癌等的"葵花宝典"，值得芸芸大众认真学习、奉行。

其实，我对肠癌等的认识起步不晚：我作为手术台上的拉钩助手，1978年在奉贤县人民医院做的第一台手术，就是一位50来岁的男性肠癌患者。手术做了七八小时，医师们都累趴了。没有多久，该患者就死在医院了，似乎手术恢复得并不好。此外，我清楚记得刚刚上大学时（20世纪70年代），老师讲到医学史时，特别提到肠癌是"帝国主义癌"（与此有"同等"待遇的还有乳腺癌等）。本人纳闷："癌还分社会主义、帝国主义？"下课便问老师。他回答说："虽历史上中国就有肠癌等，但很少见！""现这些病主要发生在欧美等发达国家！"他还补充说，大都是因为西方腐朽糜烂的生活方式所致……当时，不甚解其意。等学识见长后始知，的确，肠癌等的发病率，当时欧美大概是中国的4~5倍。当然，那是当时（70年代）的情景。时过境迁，肠癌现在也已是中国临床最常见的大癌种之一了，涉及患者众多，几乎身边时时都会碰到。现在肠癌疗效不差，方法很多。新世纪以来，我亲手诊疗的晚期肠癌肝/肺转移等患者，满意康复且安全至今的，就有多例。有的已20多年过去了，成了至交。

肠癌绝大多数是腺癌，相对比较单纯，容易控制些。根据癌变部位，肠癌又可以分出很多：如升结肠癌（最常见，往往在回盲部附近，可能曾有阑尾炎病史）、横结肠癌、降结肠癌（含乙状结肠癌）和直肠癌、肛管癌等。它们各有各的特点。其中，应该说直肠/肛管癌是相对较麻烦的。因为这些部位较特殊，手术施展余地不大，周边血管丰富，易于转移到肝肺等处。其他部位的肠癌，都是比较好控制的。当然，前提是医生诊疗时不应该有大闪失，患者自行积极配合，包括中西医药物的坚守和饮食营养等的优化、调整等。

肠癌多多少少与膳食结构不合理、偏油腻有关。特别是生活条件好的家庭，往往肠癌患者就多。在我诊治的肠癌患者中，一家几口都生此病的，不在少数。或许说是家族史，但我发现更可能是因为生活方式不当：父母亲、老两口、父子/母子等都生肠癌，这提示可能是共同的生活方式不当、膳食结构有问题。

虽然一般教科书都说肠癌患者以胖人为多，但这只见于男性患者；女性肠癌患者不一定胖，甚至瘦的也不少。在我们观察看来，除饮食因素外，还有很大一部分与炎症有关，这更常见于女性患者。追问其病史，很可能二三十岁时右下腹隐隐作痛，有过慢性阑尾炎史，或保守治疗/或有过手术经历，这可以说也是升结肠癌的危险因素。此外，胆囊炎也是女性肠癌——包括横结肠癌、乙状结肠癌、直肠癌的危险因素。也许，胆囊/胆管/胆道炎症，促使胆汁成分改变，影响到肠道生态，导致肠菌紊乱，肠腔/肠壁炎症不断。此外，习惯性便秘，或大便行为不正常也是后半段肠癌（横结肠癌、乙状结肠癌、直肠癌）的主要危险因素之一。横结肠/乙状结肠癌患者中，很多患者平素有慢性结肠炎史。这些也是肠癌的高度危险因素。而这些因素中，多少都夹杂着肠道菌群的紊乱。因此，除调整饮食外，控制肠道炎症，补充益生菌，改善肠道菌群紊乱等，都是重要的纠治措施。

很多女性的肠癌是因为长期便秘。便秘这一不健康行为并没有引起社会足够重视。很多女性年轻时便有便秘，她们常认为不是病。也许年轻时怕脏，很多人能憋就憋。其实，憋大便不是好习惯。因此，要倡导形成良好的排便习惯。为保持胃肠道健康，一定不能憋大便，一定要及时排便。

相对来说，肠癌比较好控制。这在常见癌症中，可以说是个例外。即使已有肝肺等转移，只要措施得当，没到终末期，还是有办法控制或稳定的。即使一些患者对很多靶向药物耐药，也没到黔驴技穷的地步。我有一位肠癌晚期患者，肝/骨转移，对很多药物都不耐受。他本人是三甲医院院长，对中西医药物都了解，最后用中医药控制至今，非常理想。他自己也认为创造了奇迹。但在我们看来，理论上说，肠癌的控制并不是很难。倘若肠癌的治疗不同时采用中西医药物配合，加强饮食结构调整，改善肠道菌群等，那往往是事倍功半，甚或劳而无功的。

肠癌有个特点：有人手术时并没发现有转移，结果手术/化学治疗结束后的一年间，突然冒出了远处转移。这种情况并不少见。一种比较合理的解释是，该患者可能早就有远处转移，因为肠腔内有巨大病灶，激发产生抗原，诱发体内有强大抗体存在；在抗体的持续作用下，远处转移灶难以肆虐。但当病灶去除后（手术切除、化学治疗结束），抗原也逐步消失，抗体因此也趋于低水平。故一段时间后，远处转移灶因失控而"春风吹又生"。此时，及时中西医结合治疗，还是可以很好地控制住的，大可不必因又见转移复发而灰心丧气。

医学界有个要求，即人到中年后，必须定期肠镜检查，且注重饮食习惯的优化等。在定期肠镜检查中，常发现有肠道息肉。息肉，特别是腺瘤样息肉，往往是肠癌的前驱病变，需加强调控。此时，既要改善肠道菌群，又要调整饮食。对此，我们还推荐每天用"果蔬方"，打成汁，喝下去，这是个不错的方法。本人已奉行此法20余年，感觉很好。也建议成千上万患者试用了，能够坚持下来的，效果都不错，几年后，息肉不再出现了！方法很简单：每天早晨选择一些蔬菜水果，洗净，加一根西芹，共同打汁，连渣一起吃下去，借大量含维生素、纤维素的果蔬汁，长期"清洗肠道内壁"，重建良好肠道生态。至于水果蔬菜，可以任意选，怕凉的，可以稍微加热，很方便！

最后，举两个典型的肠癌例子收尾：大家都知道邵逸夫先生是肠癌患者，他年轻时的生活方式和饮食习惯并不好，但老年患了肠癌后，痛定思痛，彻底改变了，且热心于公益，全国各地留下很多"邵逸夫"楼。结果，他活得很精彩，很潇洒，活到107岁，几近于奇迹！

我有一个女患者，姓乐，1949年前的老大学生。93岁时确诊患了肠癌，升结肠部位。她很有文化，高龄了，不愿意做手术。老太有个儿子是院士，搞免疫学的，也不主张母亲开刀。结果，就用中医药方法调整，两三年后，老太吃腻了汤药，不愿意再吃了。当时，她临床症状也有所改善，故我帮助她制成丸药，她很乐于接受。她当时有一个目标：就想活得超过宋美龄。结果，如愿以偿，她真的超过宋美龄，活到107岁！这些案例，都可以提示各位：肠癌并不可怕，及时治疗，调整饮食等，人们都可以从容应对。

总之，肠癌的发病率还会继续上扬。但加强注意的话，其防范控制并不难。

随着生活方式的改善，人人都需重视自己的肠道健康问题，加强对自我肠道之呵护，这非常重要。至于怎么呵护，应该从调整饮食做起，这才是最关键的，这也可以帮助人们尽可能远离诸多慢性病及癌症。对此，孙丽红教授的这本《生了肠癌，怎么吃》可能就是生活上的最佳指导。

相信你开卷后便会收获满满的益处。

上海中医药大学教授、博士生导师
中华医学会心身医学分会前任会长　何裕民
中国健诺思医学研究院创始人

2021年6月12日

前 言

笔者读博士期间，在上海中医药大学博士生导师何裕民教授（即本书主审）的指导下，进行了数千例癌症与饮食关系的研究，得出了很多有意义的结论。近年来，笔者应邀在全国各地做了200多场饮食抗癌讲座，场场爆满，听者云集，并先后在全国多家电视台讲解肿瘤的科学饮食，收视率一直领先。在如此坚实的研究背景之下，同时在广大患者的积极支持下，于2012年6月出版发行了《生了癌，怎么吃》，并于2015年进行了修订，充实了许多新的观点、数据、资料和实例，出版发行了《生了癌，怎么吃》（第二版）。

《生了癌，怎么吃》自出版发行以来，广受好评，发行量屡创新高。此书被中国书刊发行业协会评为"2012—2013年度全行业优秀畅销书"，被中国图书商报评为"2012年度畅销书"，荣获出版商务周报评定的2012年风云图书"年度风云生活书提名奖"。这些都确立了此书在中国民众饮食防控癌症中的历史性地位，很大程度上对推广肿瘤科学饮食、中医食疗药膳文化起到了积极的作用。

近几年，肠癌发病率越来越高，而且呈现年轻化趋势，饮食不合理是其发病主因。而临床中，很多患者患了肠癌之后，存在很多饮食认识误区，病急乱投食，由此而引发的悲剧不在少数。因此肠癌患者迫切需要得到权威、科学、实用的饮食指导。

近几年不断有读者和肿瘤患者及其家属提出，希望我们在《生了癌，怎么吃》的基础上，根据肠癌患者推出针对性的饮食指导，使得患者能更加详细地了解该肿瘤的饮食原则和食疗方法。本书编写组在何裕民教授的指导下，从肠癌患者需求角度出发，给患者提供个性化、针对性的精准营养疗法方案。

本书从肠癌与吃的关系说起，向读者呈现了最新的肠癌与饮食关系的权威结论，并向读者介绍了抗肠癌的有益食物，同时列举了导致肠癌的不良饮食因素。从三因制宜角度提出合理的饮食原则。以"精准营养"为支点，针对患者手术、放化疗期，不同的症状，分别给出了个性化的营养方案。最后通过列举患者常见的饮食误区，辨明是非。在传递丰富新知的同时，深化了人们对癌症与饮食的全新认识。

希望通过本书能给广大肠癌患者在饮食方案的选择上提供有力的帮助！希望每一位读者都能从中获益，也希望广大患者能够更新观念，正确、合理地安排饮食，改变错误的认识，从而早日康复。

《生了癌，怎么吃》受到如此多的好评，获得如此多的荣誉，以及本书的完成，在很大程度上得益于广大患者的支持！在此，对所有曾给予我帮助的癌症患者和广大读者表示衷心的感谢！感谢何裕民教授在本书编写过程中给予的大力支持和细心指导！感谢在本书编写过程中给予帮助的各位朋友！

孙丽红

2021 年 5 月

目 录

五　走出饮食误区 / 083

六 三因制宜调饮食 / 101

七　肠癌不同治疗时期的精准营养疗法 / 131

一

三口一癌，吃出来的肠癌

　　肠癌是近几年发病率增速最快的肿瘤之一，而且发病年龄呈年轻化趋势。很明显，生活条件好了，吃得太好，活动太少等因素，促成了这一"富癌"的高发。你喜爱的红肉、烧烤、油炸食品、腌制食品等，不知不觉都在危害着你的健康！吃对癌症的影响之大，世界卫生组织前总干事陈冯富珍就曾明确指出：在中国，如果政府帮助国民很好地改善饮食，优化膳食结构，可以减少 40％的癌症发病率和死亡率。可以说，意义非凡！

全球肠癌发病率不容小觑 ●

　　据美联社报道，《黑豹》演员查德维克·博斯曼在与肠癌抗争 4 年后，于当地时间 2020 年 8 月 28 日去世，享年 43 岁。这让影迷震惊不已！不幸的是，诸如查德维克·博斯曼这样的情况并不少见。在门诊，很多人因大便经常带血，误以为是痔疮前来就诊，结果却被诊断为肠癌。

　　近几十年，我国结直肠癌的发病率越来越高。流行病学资料显示：我国结直肠癌发病率从 20 世纪 80 年代初的 7/10 万，上升至 2015 年的 28.20/10 万，上海 60.41/10 万，广州 42.35/10 万。发病率呈倍数增长。

根据 2020 年世界卫生组织国际癌症研究机构（IARC）发布的 2020 年全球最新癌症负担数据显示：结直肠癌位列全球癌症发病人数的第三位，2020 年全球癌症死亡病例 996 万例，其中结直肠癌死亡 94 万例，位居癌症死亡人数第二位（图 1、图 2）。

国际癌症研究机构最新数据显示：2020 年全球男性新发癌症 1007 万例，其中结直肠癌新发病例 107 万例，位列男性新发癌症的第三位。男性癌症死亡病例 553 万例，其中结直肠癌死亡病例 52 万例，位列男性癌症死亡人数第三位。全球女性新发癌症 923 万例，其中结直肠癌新发病例 87 万例，位列女性新发癌症的第二位。女性癌症死亡病例 443 万例，其中结

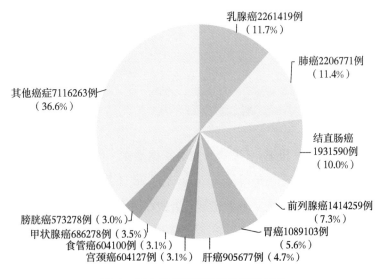

图 1　2020 年全球癌症估计新发病例

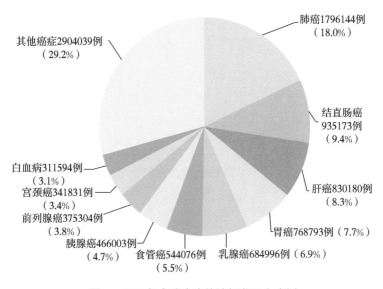

图2　2020年全球癌症估计新发死亡病例

数据来源：刘宗超，李哲轩，张阳，等. 2020全球癌症统计报告解读［J］. 肿瘤综合治疗电子杂志，2021，7（02）：1 - 14.

直肠癌死亡病例42万例，位列女性癌症死亡人数第三位。

　　而中国结直肠癌发病和死亡人数也令人触目惊心。2020年中国癌症新发病例457万例，其中新发结直肠癌56万例，位居新发癌症的第二位。中国癌症死亡人数300万，其中结直肠癌死亡人数29万，位列癌症死亡人数第五位。

　　上海民生中医门诊部是1994年成立的中医药治疗肿瘤机构，每年接受不少患者求治。在所治疗的患者中，肠癌患者也人数较多。2013—2021年期间接受癌症患者求治近4万例，其中肠癌患者4463例，占总癌症患者人数的11％左右（图3）。

　　不仅如此，结直肠癌的发病年龄还呈现年轻化趋势。一项对欧洲20个国家中20～49岁人群的调查发现，2004—2016年20～29岁的人群结直肠癌发病率增加最快，达7.9％。

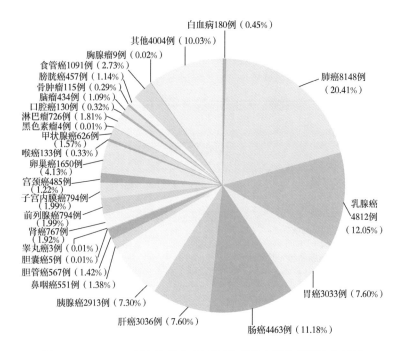

白血病180例（0.45%）

其他4004例（10.03%）

胸腺瘤9例（0.02%）

食管癌1091例（2.73%）

膀胱癌457例（1.14%）

骨肿瘤115例（0.29%）

口腔癌130例（0.32%）

脑瘤434例（1.09%）

淋巴癌726例（1.81%）

黑色素瘤4例（0.01%）

甲状腺癌626例（1.57%）

喉癌133例（0.33%）

卵巢癌1650例（4.13%）

宫颈癌485例（1.22%）

子宫内膜癌794例（1.99%）

前列腺癌794例（1.99%）

肾癌767例（1.92%）

睾丸癌3例（0.01%）

胆囊癌5例（0.01%）

胆管癌567例（1.42%）

鼻咽癌551例（1.38%）

胰腺癌2913例（7.30%）

肝癌3036例（7.60%）

肠癌4463例（11.18%）

胃癌3033例（7.60%）

乳腺癌4812例（12.05%）

肺癌8148例（20.41%）

图 3　2013—2021 年上海民生中医门诊部癌症患者病例分布情况

据美国癌症协会的一份报告显示，2020 年全美确诊约 104 000 例结肠癌患者，另外检测出 43 000 例直肠癌患者，约有 12% 的患者年龄在 50 岁以下。正因为如此，3 年前美国癌症协会就对肠癌指南进行了修订，建议将具有一般风险的人群开始筛查肠癌的年龄从 50 岁降低至 45 岁。

在中国，结直肠癌发病同样呈现出年轻化趋势。很多人认为，肠癌主要高发于老年人，如今在年轻人中也较多见。临床中，30～50 岁患肠癌的确实不少！

不幸的是，结直肠癌在年轻人身上可能会造成更严重的后果。因为对于 60 岁或 70 岁的患者来说，这种肿瘤可能会在 5 年或 10 年的时间里发生恶化，是一个缓慢的过程。但对于年轻人来说，肿瘤恶化的速度很快，可能只有 2～3 年。

高发病率、高死亡率、发病呈现年轻化趋势，种种这些，都增加了人们对肠癌的诸多不安。因此，了解其发病原因，积极防控，迫在眉睫！

肠癌：典型的"富癌"

那肠癌的病因到底是什么？现如今对肠癌的发病原因并不十分清楚，目前较一致的观点是高脂肪、低纤维素饮食、缺乏运动、大肠慢性炎症、大肠腺瘤、遗传因素以及环境因素、吸烟等，都和肠癌发病有关。导师在序言里指出，肠癌是"帝国主义癌"（吃得太好了，生活方式有问题），的确如此。

而现如今，随着我国人们生活水平的不断提高，人们也是吃得越来越丰盛，我国肠癌发病率也越来越高。膳食中高脂肪类食物越来越多，饮食因素对肠癌的影响越来越引起学界的广泛重视！

笔者主编的《生了癌，怎么吃》（主审：上海中医药大学博士生导师何裕民教授）一书中提出，癌有贫富之分。所谓"贫癌"，即生活水平低下、营养不足、卫生条件偏差等因素所导致的癌症（或者与之关系密切的），如阴道癌、食管癌、宫颈癌等；所谓"富癌"，则是与肥胖关系密切、吃得太好、营养过剩的癌症，结直肠癌就是典型的富癌。

随着人们生活水平的不断提高，人们膳食中的高能量、高脂肪类食物越来越多，因营养过剩而导致超重、肥胖的比例也越来越高，特别是城市地区的人群。发病率持续攀升的结直肠癌，与常年高脂饮食、喜欢油炸、腌制食品、少蔬果的不合理膳食，以及肠道菌群失调、超重肥胖、久坐少动等因素有关。

简单点说，就是吃得太好，活动太少！

40多年前，肠癌在欧美发达国家的发病率非常高，而在当时的中国，肠癌则发病率不高。因为欧美的主导性饮食是以动物脂肪类为主的，而那时的中国由于经济条件较差，食物资源有限，人们以谷物类为主，荤菜吃得很少。所以，那时中国人肠癌的发病率很低。时至今日，中国人的膳食结构发生了骤变，动物性食物摄入的比例越来越高，这一趋势，在城市人群中尤为明显。随之而来的则是城市人群肠癌等的发病率迅速攀升。

流行病学的研究反复证明：缺乏活动、久坐的生活方式可能增加某些肿瘤的危险性。而体育运动能改善生活质量，提高人类寿命；并在很大程度上有效预防结肠癌、乳腺癌、高血压、冠心病、骨质疏松症等主要的慢性病。

而吃得太好、活动太少带来的直接后果就是超重和肥胖。英国科学家发现身体越肥胖，癌症风险就越大。英国医生在研究了近3万个癌症病例后发现，体重超标的情况下，20多种癌症的发病率明显增高，其中就包括肠癌。男性体重指数（BMI）值每增加5%，肠癌发病率就增加24%。哥伦比亚大学的研究资料显示，肥胖女性发生结肠癌的危险性比一般女性高2倍。

为评价肥胖对癌症危险性的长期效果，美国进行了大规模的人群研究。美国癌症协会对7.5万人追踪随访12年，调查结果表明，肥胖男性发生结肠癌、前列腺癌的危险性明显增加。

世界卫生组织慢性疾病和健康促进部的专家指出："体育活动作为预防某些癌症和其他非传染性疾病的方法，可向所有年龄段的人群推荐。""为了改善健康，预防疾病，成年人每周必须完成至少 150 分钟的中等强度的体育活动。"

所以，调整饮食，减少动物性食物的摄入，动起来，将锻炼融入日常生活之中，应成为一种生活方式，成为你生活的一部分。如此，你不仅能减轻体重，而且能极大地改善身体素质，预防多种肿瘤，特别是肠癌等，还能从运动中感受生活之美好。

肠癌的"祸根"：吃得太好

哪些饮食因素对肠癌影响很大呢？尽管评估肠癌风险和单一食物或营养素的研究结果往往不一致，但经修订的世界癌症研究基金会/美国国家癌症研究所的报道给出了令人信服的证据：大量食用红肉、加工肉类、酒精类等会增加患肠癌的风险。

有研究表明，常食用烟熏食品、油炸食品、腌制食品及盐渍食品等与结肠癌的发生密切相关。其机制可能是因为油炸、烟熏等食品中含有对大肠黏膜有明显致癌作用的杂环胺类及亚硝胺类等化合物。

目前大多数的流行病学研究认为：红肉是肠癌的危险因子。红肉是指富含饱和脂肪酸的哺乳动物之生肉，颜色呈红色，如猪、羊、兔、牛肉等。红肉中含较多的亚铁血红素，其在胃肠道经多次反应后生成具有致癌性的 N-亚硝基化合物。经检测，已加工的红肉类制品含有一定量的杂环胺类和多环芳烃类等致癌物。流行病学调查证明，高脂肪饮食地区，如北美洲、西欧地区结肠癌的发病率高；而在脂肪饮食较低的亚洲和非洲，结肠癌的发病率明显较低。

研究发现，高脂肪、高胆固醇饮食不仅被证实是结肠癌的危险因素，同时它对已患结肠癌的患者也有明显的不利影响。美国的研究人员选取了 1009 名在 1999 年 4 月至 2001 年 5 月间已参加一项随机辅助化学治疗（简称化疗）临床试验的 III 期结肠癌患者进行前瞻性观察，在接受辅助化疗期间和化疗后 6 个月，通过使用一种半定量的食物频率调查问卷，来了解患者的饮食情况。研究人员根据因素分析确定了 2 种主要的饮食结构：精细型和西方型。精细型的特点是水果、蔬菜、家禽、鱼的摄入量较大，而西方型则以肉类、脂肪、精粮和甜点为主。通过随访的方式了解肿瘤的复发或死亡情况。结果显示，平均随访 5.3 年，共 324 人出现复发，223 人因肿瘤复发而死亡，有 28 人因其他原因死亡。以西方型饮食结构为主的患者，无复发生存期和总生存期都较短。这些都与性别、年龄、体重指数、躯体活动和体力状态等无关。相反，精细型饮食的患者肿瘤复发或死亡情况无明显变化。由此，研究者认为，对于接受手术和辅助化疗后的 III 期结肠癌患者，以西方型膳食结构为主的患者与肿瘤复发风险高和生存期较短密切相关。

根据国内的营养流行病学调查、动物实验和临床验证，都说明摄取高脂肪的膳食能促进结肠癌的发生。有研究认为：摄取高脂肪会增加胆汁的分泌，会使结肠中的胆汁和中性类固醇增加，促使结肠中的细菌改变它们的代谢途径，使结肠中的厌氧梭状芽孢杆菌增加，这些细菌能使胆汁和中性类固醇变成致癌化合物。因此，要防治肠癌，必须降低膳食中脂肪等的摄取。

世界癌症研究基金会在 2007 年出版的《食物、营养、身体活动和癌症预防》中明确指出：酒精是人类的致癌物，可诱发人体多处肿瘤的发生。充分的证据显示含酒精性饮料（包括啤酒、葡萄酒在内）是肠癌（男性）的原因之一。酒精很可能是女性肠癌的原因之一。而且研究人员给饮酒者提出了忠告：酒精性饮料没有"安全摄入量"的说法[1]，并且，在可致癌这点上，不同酒精性饮料之间无差异性。

有研究者在总结世界癌症研究基金会和美国癌症研究所两大防癌组织关于对比 2007—2011 年饮酒者结直肠癌发生率时指出：酒精与结直肠癌的发展有因果关系。并且，风险呈剂量依赖性增加。

我们长期的临床观察也发现，肠癌患者中，尤其是男性，患病前常酒肉应酬的很多，而且超重肥胖的也不少。这就印证了前面提出的肠癌发病原因，饮食不当是主因。

因此，管好嘴，尽量少吃红肉，少饮酒，能减少结直肠癌等的发生。

---

[1] 换句话说，凡含酒精的饮料，无论是哪一种、多少量，对肠癌患者来说都是有害的，这个观点在 2018 年新版的该书中被进一步强调了。

WHO 前总干事陈冯富珍的告诫

因为新冠病毒之肆虐，让世人都了解了世界卫生组织（WHO）的重要性和世界卫生组织总干事谭德塞；而前任的世界卫生组织总干事陈冯富珍，是中国香港人，她连任了两届，任职前她曾是香港卫生署署长。当时，香港准备推行"中药港"计划。为此，她曾来上海访问。导师何裕民教授当时是上海中医药研究所所长，接待了陈冯富珍，两人交谈甚欢，且在东方明珠共进了午餐，一起讨论了很多问题。

在世界卫生组织总干事任上，陈冯富珍在 WHO 的莫斯科（2011）会议上非常明确地指出：在中国，如中国政府帮助民众很好地改善饮食，优化膳食结构，可以减少 40% 的癌症发病率和死亡率。此言当时曾引起巨大反响！在中国，当时年癌症发病约 400 万、死亡 250 万，这样一说，也就是可以减少 160 万人患癌和减少将近 100 万名患者因癌而死亡！这该有多么重大的意义呢！且无需大规模投资医院等，故此言一出，影响不小！

现在，我们来看陈冯富珍女士的论断，尤觉意义重大！何裕民教授一直指出，癌症是现代生活方式病，癌从口入，并非虚语！癌从口杜，绝非妄言！

活动太少，肠癌发病率猛增的因素之一

现代随着人们生活方式和工作方式的改变，从事轻体力活

动的人越来越多，在单位久坐办公；在家躺在沙发上，抱着手机，刷着信息，这已俨然成为很多人的生活方式。懒得动，追求舒服地躺着，长此下去，会增加肠癌的风险。

研究发现，久坐的人患肠癌的风险会增加约44%！美国的研究者们证实，体育运动和结肠癌之间存在着紧密联系，经常参加锻炼的男性和女性，发生结肠癌的危险性较低。

而且久坐人群容易出现腹型肥胖。世界卫生组织的一份报告显示：肥胖和缺乏锻炼对1/3以上的结肠癌、乳腺癌、肾癌和消化道肿瘤起促进作用。

流行病学的研究反复证明：体育运动能改善生活质量，提高人类寿命，并在很大程度上有效预防高血压、冠心病、骨质疏松症、结肠癌、乳腺癌等主要慢性病。而缺乏活动、久坐的生活方式则可能增加某些肿瘤的危险性。

如今肠癌有年轻化的趋势，在临床中也看到不少年轻人，如三十几岁患肠癌的不少。通过与患者的沟通可知，不少患者生活不规律，晚上熬夜刷手机，睡眠不足；饮食不注意，如油炸、烧烤等食物，自己觉得啥好吃就吃啥；还有就是运动太少，"能躺着就不坐着，能坐着就不站着"，这是当下很多年轻人的现状。

可以说，生活条件好了，吃得太好，活动太少，已成为肠癌高发的诱因。因此，管好嘴，迈开腿，就成为预防肠癌的法宝。

二
因食致病，以食为药

吃得不对，能致癌；吃对了，也能治癌。可以说，食能致病，也能治病。现代医学之父希波克拉底对食物给予了极大的肯定，指出："我们应该以食物为药，饮食就是你首选的医疗方式。"

东西方智者都强调了食物对疾病的影响。那让我们一起来了解下，古今贤哲是如何认识食物与健康以及癌症的。

东方：食能致病，也能治病

肠癌属于中医学"肠覃""锁肛痔""脏毒"等的范畴。古人认为多因嗜食辛辣，热结肠道，灼伤阴津，久之气血不畅，瘀滞不散而成；或因饮食不节，损伤脾胃，脾失健运，胃失和降，水谷停滞，清浊不分，泄泻而下，日久不愈而成癌肿。如《外科正宗·脏毒论》记述："又有生平情性暴急，纵食膏粱或兼补术，蕴毒结于脏腑，炎热流注肛门，结而为肿。"均直指饮食偏嗜、饮食不节等对肠癌发病的推波助澜之效。

中医学自古就有"药食同源"的理论。原始社会，人们在寻找食物的过程中发现了各种食物和药物的性味和功效，认识到许多食物可以药用，许多药物也可以食用，食物和药物一样能够防治疾病，这就是"药食同源"的理论基础，也是食物疗法的基础。

古代很多医家都非常注重运用食物来防治疾病。如《黄帝内经》，不仅创立了中医学的学科框架，同时也创立了药膳食疗学的理论基础，可以说是中国现存最早的一部同时以药治与食治为主要内容的基础医学理论典籍。书中就有不少食疗方的记载，如半夏秫米汤等，并详述了用水、用柴、用火等要求。

医圣张仲景堪称食疗治病的典范，他强调：凡饮食滋味，以养其生，防治其病。张仲景利用食物的特性创制了许多沿用至今的食疗名方，如甘麦大枣汤、当归生姜羊肉汤、猪肤汤等，正确运用，常有佳效。

后世医家运用食疗来防治疾病，更是数不胜数！

可以说，以食为药，充分利用这种无毒无害的饮食方式，既可养生防病，又可治疗疾病，且可促进康复，是几千年来中华民族的优秀传统。而对于如今高发的慢性病，如癌症、冠心病、糖尿病、痛风等，无一不与饮食不合理有关。

因此，改变饮食，通过食疗发挥作用，是促进国民健康的重要手段。

西方：食物是最好的药物

如今随着医学的不断进步，人们把目光更多地聚焦在用药

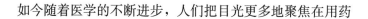

物来防治疾病，而忽略了饮食的作用。

如有的临床医生对于饮食营养在疾病治疗和康复过程中的作用，没有给予积极的肯定，或者说根本没有给予关注；而有些医生缺乏营养学知识，并不知道疾病可以通过膳食治疗的方法改善，甚至逆转。

合理的饮食营养对人类健康有着积极的意义，对于防病治病以及疾病康复也起到了非常重要的作用。特别是当今临床，大多数疾病都与饮食不当有着千丝万缕的关联性，故尤其需要强调"以食为药"。

对于那些治疗久久不见其效者，则不妨试试食疗方法，或者先用食物来控制疾病；也可在治疗的同时，选用合适的食疗作为辅助治疗手段，在饮食文化的享受中增强体质，最后战胜病魔，岂不甚好？

营养素与肠癌

○ 维生素 A

维生素 A 属于脂溶性维生素，是一类具有视黄醇生物活性的化合物，包括视黄醇、视黄醛、视黄酸以及维生素 A 原（α-胡萝卜素和 β-胡萝卜素等），在机体的代谢、生长发育等过程中起着至关重要的作用。

维生素 A 在体内具有提高机体免疫力、促进细胞分化、抗肿瘤等作用，有利于降低肠癌的风险，抑制癌细胞生长。《欧洲癌症和营养学前瞻性研究》的一项研究显示，维生素 A 和类胡萝卜素可以通过抗氧化作用降低罹患肠癌的风险。除此之外，《癌细胞》发表的一项研究认为，在治疗肠癌时摄入维生素 A，可激活体内的免疫蛋白，从而达到抑制癌细胞生长的作用。

除了预防、抑制肠癌的发生和转移以外，类胡萝素在保护视力、心血管方面，也起到了积极的作用。研究表明，类胡萝卜素的摄入能减少炎症发生，预防心脑血管疾病及防止动脉壁阻塞。

哪些食物富含维生素 A 呢？动物肝脏是维生素 A 的主要食物来源，类胡萝卜素是体内维生素 A 的主要来源，富含类胡萝卜素丰富的食物，如胡萝卜、哈密瓜、地瓜、芒果等。

● 维生素 D 和钙

钙是人体中最丰富的常量元素之一，也是人体必需的营养素。维生素 D 和钙通常相互配合，发挥更好的作用，如维生素 D 能够促进小肠对钙的吸收，防治人体缺钙。

不仅如此，维生素 D 和钙在防治肠癌方面，也值得关注。美国的一项研究表明，长期摄入维生素 D 和钙，能降低20%～30%罹患肠癌的风险。美国国家癌症研究所报道指出："钙可以干扰大肠息肉的癌变，在人们停止摄入钙后，息肉在大肠区域生长，变成恶性肿瘤的可能性将会增大。"其原因与钙和维生素 D 通过改变细胞在体内的活动而诱导癌细胞凋亡，抑制癌细胞的生长有关。

美国研究者对 930 名有非恶性息肉病史的患者进行一项长达 4 年的钙饮食干预研究。在 4 年期间，患者每天补充 1200 毫克钙，发现钙的摄入可降低 17% 的息肉复发。而没有进行钙干预的患者，有 43.2% 的患者出现了息肉增长的情况。

由此可见，多摄入钙，对防治结直肠癌有积极的作用。但我们在临床中却发现多例大剂量口服钙片后，出现多发性肠壁上的钙化灶，并诱发了腹痛、肠粘连等案例。

我们并不推荐患者服用大剂量的钙制剂。而且，并没有确凿证据来证明一般的钙制剂真的增加了体内钙的充分利用。因此，盲目补钙，并不是好办法。

依据经验，多晒太阳，加强活动，适当多吃些富含钙和维生素 D 的食物，是个不错的办法。

富含维生素 D 的食物，包括鱼类、蘑菇、豆腐、酸奶、鸡蛋等。很多食物含钙很丰富，如海带、紫菜、虾皮、鸡蛋、海鱼、豆腐、油菜、芝麻、黑木耳、葡萄干、胡桃、南瓜子、花生等。

● 膳食纤维

膳食纤维存在于蔬菜、水果、谷物等植物类食物中，主要分为不可溶性膳食纤维（如木质素、纤维素、半纤维素等）和可溶性膳食纤维（包括果胶、树胶和胶浆等），它们都对肠黏膜有一定的保护作用。

早在 1970 年初期，美国研究人员基于非洲和欧洲人民的饮食习惯差异，就已发现膳食纤维对抑制肠癌具有潜在的作用。在非洲，肠癌的发生率每年 3.5/10 万左右，但在欧洲，肠癌发生率却高达 51.8/10 万；超出十几倍。通过对饮食的分析发现，非洲人罹患肠癌风险较低的原因，源于他们膳食纤维的摄入量远远超过全球很多地区。他们长期以玉米、蔬菜等高纤维食物作为主食，而欧洲人的主食通常以膳食纤维含量少的精加工谷类为主。

近年来，多项研究均表明，增加膳食纤维的摄入能够降低罹患肠癌的风险。有研究者认为，摄入不同类型的纤维素时，结肠中微生物会进行不同程度的发酵和代谢，从而影响结肠中的细菌种类，并且可通过微生物的发酵，形成短链脂肪酸，该短链脂肪酸对肠癌细胞可起到抗增殖等作用。而且，膳食纤维能增加肠道中内容物的体积，稀释结肠内的致癌物；膳食纤维还能加速排便，减少了致癌物在肠道内的停留时间。

因此，建议人们多吃富含膳食纤维的食物，如蔬菜、水果、全谷类、菌菇类等植物性食物。笋类的纤维含量高达30％～40％，菌类中的松蘑纤维素含量达50％，另外如菜花、菠菜、南瓜、白菜、香菇、木耳等，都是不错的选择。

ω-3 脂肪酸

ω-3 脂肪酸是一类不饱和脂肪酸，有两种物质，大家比较熟悉：二十二碳六烯酸（DHA）和二十碳五烯酸（EPA），它们是这个家族中的佼佼者，在很多保健品中常见到它们的身影。

研究发现，ω-3 脂肪酸可在体内参与抗炎、镇痛的过程，通过抑制炎症介质的合成，发挥抗肿瘤的作用，抑制某些肿瘤的生长。

有研究发现，个性化剂量的 ω-3 脂肪酸可降低结肠中前列腺素 E2（PGE2）的水平，而前列腺素 E2 是一种已知导致肠癌的化合物。

除此之外，2017 年，欧洲临床营养与代谢学会（ESPEN）认为，在患者的饮食中增加 ω-3 脂肪酸，能够有效改善患者因治疗而带来的一些并发症，如厌食、疼痛、抑郁等。

ω-3 脂肪酸常见的食物来源，有三文鱼、沙丁鱼、金枪鱼、秋刀鱼、海带、亚麻籽、核桃等。

海鱼是 ω-3 脂肪酸的良好来源，海鱼含有丰富的 DHA 和 EPA，其中 DHA 是大脑所必需的营养物质，对提高记忆力和思考能力十分重要。EPA 有很好的降血脂作用，对伴有高血脂的肠癌患者，建议多吃海鱼。

植物化学物与肠癌

什么是植物化学物？植物化学物是一类存在于植物内的天然化学成分，如多酚类、黄酮类、多糖类等，主要存在于蔬菜、水果、豆类、坚果类和种子类中。

随着人们健康意识的不断增强，这些从植物中发现和提取出来的化学物也备受关注。研究认为，这些植物化学物在抗炎、抗癌、抗氧化等方面，有积极的作用。尤其在防治肿瘤方面，研究者发现，可利用一些植物化学物的活性，刺激人体的免疫功能，抑制肿瘤生长，促使肿瘤细胞凋亡。

多酚类化合物

多酚类化合物常见于植物性食物中，近年来的研究表明，多酚类化合物具有抗病毒、抗菌、抗过敏和增强免疫力等多种作用。尤其是多酚类化合物在癌症防治中的研究和应用，已成为近年来人们关注的热点。

美国的研究发现，在饮食中加大多酚类食物的摄入，对肠道能起到很好的保护作用，而富含多酚类化合物的食物也因此备受人们青睐。

儿茶素　自从 1847 年从茶叶中发现单宁物质后，科学家又从茶叶中分离出茶多酚、表没食子儿茶素（EGC）、表没食子儿茶素没食子酸醋（EGCG）等成分。儿茶素是茶多酚中最重要的一种多酚化合物，占茶多酚含量的 75％～80％，主要来源于茶。

众多研究发现，儿茶素具有较强的抗氧化作用。在肠癌的治疗中，儿茶素可通过直接或间接的抗氧化作用，显著抑制过度的氧化应激，并促进谷胱甘肽过氧化物酶和谷胱甘肽等抗氧化物质的活化，从而减少对结肠的氧化损伤，进一步避免肠癌病情的恶化。

茶是儿茶素含量最多的食物，美国俄亥俄州立大学研究所研究发现，在市面上众多的茶品中，绿茶和白茶中儿茶素的含量较高，并指出"喝茶确实能通过我们人体自身的代谢，来阻止某些癌细胞的发生"。

所以，建议人们可以适当多饮用绿茶和白茶，另外苹果、柿子、葡萄等也含有儿茶素，可以适当多食。

建议饮茶时，不宜空腹饮茶，不宜大量饮浓茶，每天饮茶量为 12～15 克，以分 3～4 次冲泡为宜。如体质偏寒的患者，可饮用红茶；属于温热体质者，宜多饮用绿茶。

姜黄素　姜黄素是从姜黄根茎中提取出来的多酚类物质，呈黄色粉末状，一直被当作天然无害色素在食物中广泛使用。随着人们对姜黄素药理作用的不断研究，如今姜黄素已逐渐用于抗炎、抗癌的治疗中，包括肠癌。

研究认为，姜黄素具有广泛的抗肿瘤作用，能够抑制多种肿瘤的生长。姜黄素对肿瘤干细胞，尤其是结肠癌干细胞具有直接的抑制作用。

有学者通过研究发现，姜黄素的抗癌机制与可改变机体的多个关键信号通路、阻断肠癌蛋白质（一种帮助癌细胞在体内活动的蛋白质）的活动形式，从而阻断肠癌癌细胞生长、转移有关。

食用姜黄粉和摄入咖喱是摄入姜黄素最直接的方式。姜黄素为脂溶性成分，因此，建议在炒菜时与油脂一起烹饪，则更有利于机体吸收。另外，在食用姜黄素时可以与黑胡椒一起进食，黑胡椒中的胡椒碱也可以提高姜黄素的吸收率。

除了食用以外，姜黄素还具有多种作用。姜黄素在烹饪时可以除腥味，在储存食物时放点姜黄，还可当作一种天然的防腐剂，起到防止食品腐败变质的作用。

白藜芦醇　白藜芦醇是一种来源于葡萄等天然植物及果实的多酚类物质。人们对白藜芦醇的关注来源于法国的红酒文化。研究者认为，法国心血管疾病发生率较低的原因与法国人爱喝红酒有关，而红酒中的白藜芦醇有利于预防心脑血管疾病的发生。

不过白藜芦醇的魅力绝不仅如此，它还可以帮助糖尿病患者控制血糖，在防治肠癌中，白藜芦醇能通过改善细胞通路、调节体内蛋白的信号传导方式，抑制肠道癌细胞系（HCT116）的生长。

美国的一项基因工程实验表明，每天摄入 150～300 毫克的白藜芦醇，可以抑制 60% 肠道肿瘤的发生。此外，肠道肿瘤的大小与白藜芦醇的摄入也有直接联系。研究显示，白藜芦醇在癌症治疗中可作为辅剂协助治疗，起到降低肿瘤生长的速度和减少癌细胞数量的作用。

白藜芦醇的食物来源（含量从高至低），有紫葡萄、花生、桑葚、黑巧克力、蓝莓等。

• 多糖

苹果多糖　苹果多糖由苹果中的单糖分子聚合而成。大量的研究表明，苹果多糖在抗炎、抗癌中展现出较强的作用。苹果多糖与降低一些癌症的风险有关。

意大利佩鲁贾大学（University of Perugia）的研究发现，苹果多糖可与肠道中的微生物共同构成一道防御屏障，降低肠癌的风险。报道显示，研究初期发现苹果汁的摄入会减少肠道息肉的形成，降低了罹患肠癌的风险。之后发现阻止肠道肿瘤的发生和生长其实是苹果中的多糖起了作用。在肠道中，苹果多糖对肠道癌细胞 HT-29 产生影响，从而改变了癌细胞的生存周期；苹果多糖还可以通过改变癌细胞在体内的活动途径等，诱导癌细胞死亡。

苹果除了生吃外，还可做成苹果泥、苹果汁等多种方式，以及可以与其他蔬果一起榨汁，一同服用。

蘑菇葡聚糖　无论在西方还是东方，一直以来蘑菇都是一种健康的食物，它具有多种保健功效。蘑菇是 β- 葡聚糖的主要食物来源，β- 葡聚糖能够增强机体免疫力，且具有抗菌、抗病毒等功效，是目前营养学关注的重要植物化学物。

多个国家的研究结果都证实：在基因水平上，β- 葡聚糖有较强的抗化学诱变作用，有很强的抗癌活性。

临床上，有研究认为，β- 葡聚糖可以在体内抑制肠癌癌细胞 SW480 的增殖和诱导癌细胞凋亡等。因此，β- 葡聚糖常被用来辅助治疗癌症。

美国的多项研究表明，在癌症化疗的同时，用β-葡聚糖抑制癌细胞比单纯化学治疗更有效果，可以改善肿瘤化疗带来的种种不良反应，如缺乏食欲、恶心、呕吐、脱发以及白细胞减少等，还可缓解患者的疼痛。

除了蘑菇以外，日常膳食中可以多吃些灵芝、青稞、苦荞、大麦、豆类、玉米、燕麦等富含β-葡聚糖的食物。

世界癌症研究基金会的权威结论

世界癌症研究基金会是一个国际权威性的联盟组织，一直致力于寻找并提倡以饮食、营养来实现调控和预防癌症的方法，为研究癌症和推广防癌意识做出了巨大贡献。

2018年7月，世界癌症研究基金会联合美国癌症研究所和中国香港癌症基金会共同出版了第3份专家报告《饮食、营养、体育活动和癌症：全球视角》（以下简称第三版指南）。

世界癌症研究基金会在第三版指南发布会上指出："此本书的出版是癌症预防科学领域的一个里程碑。"这些决策者、科研人员以及卫生专业人员自2007年第二版权威指南发布后，一直对公众进行评估。结果表明，遵守指南建议的人数越多，一些特定癌症的发生和死亡的风险就会越低。因此，专家团队强调了这一系列报告建议的重要性。在提供癌症预防保护的同时，还能改善大众的一些不良饮食方式和生活习惯。

在笔者2012年主编、2016年再版的《生了癌，怎么吃》

一书中，就介绍了 1997 年和 2007 年世界癌症研究基金会与美国癌症研究所联合发布的《食物、营养、身体活动和癌症预防》指南中的一些内容，并在临床实践中指导患者，受益者众多。很多患者对我们结合多年的临床，并将国际最新的癌症与饮食研究结论，向患者进行推广，表示了极大的感谢和支持！使得他们在迷茫、恐惧之时，看到了指路明灯，提高了战胜癌魔的信心！

以下是第三版指南中关于食物与肠癌之间关系的部分报道。

有充分的证据表明

食用全麦食品降低肠癌的风险

第三版指南指出：食用全麦食品会降低肠癌的风险。

所谓全麦食品，指的是用没有去掉麸皮的麦类磨成面粉所做的食物，颜色呈深褐色，口感较为粗糙。

全麦食品富含各种营养素和非营养素成分，包括维生素 E、硒、铜、锌、酚类化合物以及木质素等膳食纤维。这些化合物（主要存在于谷物的麸皮和胚芽中）都具有一定的抗癌作用。

欧洲癌症与营养前瞻性调查显示，这些化合物与肠癌风险呈负相关[1]，全麦饮食可以通过结合致癌物和调节血糖反应来预防肠癌。

---

① 负相关，统计学的专业术语，指呈现出相反的趋势。比如，全麦饮食吃得越多，肠癌发病率越低；吃得越少，发病率越高。

一项对 137 000 名个体饮食进行长达 10 年的追踪研究，研究人员对 1000 份肠癌肿瘤样本进行具核梭杆菌等的检测发现，采取全谷物和纤维饮食，能够有效降低个体患肠癌的风险。

常见的全麦食物，有糙米、全麦仁、玉米、燕麦、小麦、高粱、荞麦、青稞等。

• 食用含膳食纤维的食物降低肠癌的风险

第三版指南指出：食用含膳食纤维的食物可降低结直肠癌的风险。

欧洲一家研究机构收集了 51.9 万人的膳食资料，分析他们摄取纤维素的状态与罹患直肠癌的关系，按照摄入量的多少排序。发现其中摄取膳食纤维最多的前 20% 人群，每天膳食纤维摄入量约 34 克；而摄取最少的后 20% 人群，每天摄入量只有 13 克左右。结果，摄取膳食纤维最多的人群罹患直肠癌的概率比摄入最少的人群低 42%。

美国密歇根医学院的研究人员研究发现，那些用富含纤维（15% 纤维含量、低加工水平谷物）食物喂养的小鼠，其肠道内壁的厚度比低纤维喂养小鼠的对照组厚很多，而且，更不易被病菌感染。

研究认为，饮食中增加膳食纤维，能够减少食物在肠道运输的时间，增加粪便体积，减少继发性胆汁酸等的产生，对预防肠癌有所帮助。高纤维的饮食还会降低胰岛素抵抗力，而胰岛素抵抗是肠癌的危险因素之一。

虽然膳食纤维有很多对人体有益的作用，但不建议通过补充膳食纤维补充剂等①方式来防治肠癌。而是主张通过正常的摄入，从蔬菜水果、谷物中摄取。

第三版指南饮食建议：每天吃大约 3 份（90 克）全谷物，可降低罹患肠癌的风险。富含膳食纤维的食物，如全谷类、蔬果、坚果、菌菇类等。

· 食用乳制品降低肠癌的风险

第三版指南指出：乳制品摄入量与肠癌发展之间呈负相关②。

有学者收集了国内 1985 年 1 月至 2012 年 11 月公开发表的关于中国人群结直肠癌危险因素的研究文献，经 Meta 分析后显示：轻体力活动、饮茶、奶制品、膳食纤维为保护性因素，为结直肠癌的早期预防提供了科学依据。

乳制品的防癌作用，很大程度上归因于它们的高钙含量。美国学者研究发现，摄入高钙者比低钙者结直肠癌发生率显著降低；间歇性摄入高钙饮食，可减弱离子化脱氧胆酸、脂肪酸、亚油酸盐和油酸盐的促细胞分裂作用；每天摄入 1.5～2 克钙，可使结肠癌高危人群结肠黏膜细胞脱氧核糖核酸合成显著减少，促进终末细胞分化，诱导大肠肿瘤细胞凋亡。

关于奶制品的其他抑癌机制，报道显示与提高免疫功能、减少炎症、抑制血管生成和调节具有较高维生素 D 状态的 microRNA 表达有关。

---

① 膳食纤维补充剂指工业化生产或合成的，而非天然的、来自于蔬菜水果中的纤维素。

② 对这个结论是存在着一定争议的。也有资料提示，美国牛奶销售高的城镇，肠癌的发病率也高。

但钙的摄入量并不是多多益善。人体所需的营养素，如果实际摄入量超过推荐量的某一限度时，损害健康的危险性就会随之增大。研究表明，钙元素摄入量超过一定限量（2.5 克/日）就有可能增加肾结石的危险性，且抑制其他矿物质（如铁、锌和镁）的吸收，并且降低其生物利用率，副作用不容小觑。

另外，目前关于牛奶、奶制品以及高钙膳食与癌症的关系，证据不一，还有很多争议。

如世界癌症研究基金会的研究表明，高钙膳食很可能是前列腺癌发生的原因之一。有限的证据提示：大量食用牛奶和奶制品是前列腺癌的原因之一。

美国著名癌症研究专家 T. 柯林·坎贝尔教授在《中国健康调查报告》中提示：动物性膳食尤其是牛奶增加了许多常见癌症的发病率，如乳腺癌、胰腺癌、卵巢癌、前列腺癌等。

因此，何裕民教授指出，癌症患者不要把牛奶作为每天的必需品，可以一周喝 2～3 次，一次 200 毫升左右。

● 食用红肉、加工肉会增加肠癌的风险

第三版指南指出：食用红肉、加工肉会增加肠癌的风险。

红肉（如牛肉、羊肉和猪肉）是蛋白质、维生素和矿物质的良好来源，是构成均衡饮食的重要部分。

来自欧洲和美国的两项大型研究指出，经常食用大量红肉的人会比食用较少的人增加 38％ 的肠癌风险，而长期食用大量加工肉会增加 20％ 罹患肠癌的风险。

研究认为，红肉中高含量的铁血红素已被证明可通过刺激致癌性 N-亚硝基化合物的内源性形成，促进肠癌等的发生。

红肉经常被加工成各种肉制品在市场上销售。加工肉富含脂肪、蛋白质和铁血红素等，过多地食用会促进肿瘤的发生。长期食用大量加工肉的人群，通过身体多种机制的作用，可能导致更高的肠癌风险。

何裕民教授常建议患者，每天红肉摄入量不超过 50 克。

饮用含酒精的饮料会增加肠癌的风险

第三版指南指出：饮用含酒精的饮料会增加肠癌的风险。

酒精已被国际上列为已知的人类致癌物。证据表明：每天喝两杯或更多含酒精的饮料（30 克或更多）会增加罹患肠癌的风险。与不饮酒的人相比，重度饮酒的人罹患肠癌的风险增加 1.2～1.5 倍。

酒精导致癌症风险增加的原因有多种方式，酒精中的乙醇进入体内后代谢成乙醛，乙醛是一种有毒的化学物，在体内会破坏遗传物质，并会使人体吸收各种可能与癌症风险有关的成分，如亚硝胺等，从而增加患癌风险。

因此，为了健康，建议不饮酒或戒酒。

超重或肥胖增加肠癌的风险

第三版指南指出：成年人的体重超出标准越多，罹患某些癌症的风险越高。

20 世纪 80 年代开始，科学家就认为，身体超重或肥胖会增加患癌风险，各国科学家的最新研究不断证明了这一点。

$$体重指数（BMI）＝体重（千克）/身高（米）^2$$

体重指数（BMI）是国际上常用的衡量人体胖瘦程度以及是否健康的一个标准。根据发布的《中国成年人超重和肥胖症预防控制指南》显示，BMI 低于 18.5 为体重过轻；18.5～

23.9 为正常体重；24.0~27.9 为超重；28.0 及以上为肥胖。

美国研究人员 2008 年公布的研究表明，肥胖症引发癌症的危险性正在增加，并有可能取代吸烟成为美国人患癌的头号元凶。美国哈佛大学公共卫生学院的科研人员在研究肥胖症与癌症的关系后发现，在美国死于癌症的男性和女性患者中，与肥胖症有关的比例分别为 14％ 和 20％。

因此，为降低罹患肠癌的风险，降低肠癌死亡率，建议保持健康体重，避免超重或肥胖。

有证据表明

食用含维生素 C 的食物可能会降低患肠癌的风险

第三版指南指出：食用含维生素 C 的食物可能会降低患肠癌的风险。

维生素 C 是人体必需的营养素之一。在人们的观念中，维生素 C 往往充当抗氧化剂的身份，改善人们的健康状况。

美国的一项研究指出，摄入维生素 C 会降低患肠癌的风险。

不仅如此，维生素 C 在临床上已被证实对抑制肿瘤有潜在的好处，可适用于肠癌的治疗。维生素 C 能够通过调控体内蛋白的表达等方式，抑制肠癌细胞（SW480 细胞）的增殖，并诱导其凋亡。

研究表明，肠癌细胞在体内的代谢行为与正常细胞有所不同，癌细胞通过有氧糖酵解的方式进行代谢和生成，从葡萄糖代谢中获取癌细胞所需的能量。而维生素 C 在体内利用葡萄糖转运蛋白进行代谢时，会与葡萄糖进行竞争，减少癌细胞所需的能量，从而起到抗癌的作用。

在维生素 C 的抗癌机制中，其抗炎和免疫调节作用也特别引人注目，并可能介导其在血管、神经、自身免疫和感染性疾病中的作用。摄入维生素 C 饮食可以减轻炎症，这表明维生素 C 可能在与炎症相关的癌变过程中发挥重要作用。

但是，摄入大剂量维生素 C 会促使铁负荷过度者发生铁的过度吸收，可能促进铁离子的助氧化作用。另外，大量摄入维生素 C，还可能会加快形成泌尿系结石，造成对大剂量的依赖性。

因此，我们建议尽量从天然、未经加工的食物中获取维生素 C，维生素 C 的主要食物来源有樱桃、石榴、猕猴桃、刺梨、草莓、柠檬、辣椒、西蓝花等。

● 食用鱼可能会降低患肠癌的风险

"吃鱼的人聪明"其实是有科学依据的，鱼中含有丰富的营养素，如 ω-3 脂肪酸、维生素 D、维生素 B_2、钙、磷、铁、锌、碘、镁和钾等。

第三版指南指出：有证据表明，食用鱼类可能会降低患肠癌的风险。

研究发现，每周进食超过 300 克鱼的人与每周进食少于 100 克鱼的人相比，患肠癌的风险降低 12%。

鱼肉中蛋白质含量丰富，其中所含必需氨基酸的量和比值很适合人体需要，因此，是人类摄入蛋白质的良好来源。其次，鱼肉中脂肪含量较少，而且多由不饱和脂肪酸组成。另外，鱼肉肌纤维很短，水分含量较高，肉质细嫩，比畜禽肉更易吸收。对于肠癌患者治疗期和康复期消化功能减弱者，适当多吃鱼，易消化，可补充营养、增强体质。鱼是上好的食疗佳品。

　　美国癌症和心脏研究会建议，将鱼变成健康饮食的一部分，每周至少摄入 2 次及以上的鱼，对身体是非常有益的。

三
饮食坏习惯，吃出肠癌来

肠癌是典型的吃出来的问题，纵观临床所见的肠癌患者，大多有一些不良饮食习惯和饮食嗜好，得病后，对以前的饮食问题常常懊恼不已。可以说饮食问题直接导致肠道问题。那让我们一起来探究下，到底是哪些饮食坏习惯害了你，或正在影响你，早一天了解，早一天防范！

左手一支烟，右手一杯酒

翟先生，47岁，乙状结肠癌中期，通过手术加上化学治疗，一年后恢复得还算不错。但在一次家庭聚会上，翟先生一时贪嘴，喝了半两白酒。当晚回家，肚子剧烈地疼痛，大便出血，并且颜色鲜红。家人发现情况不对，立即送医，结果为饮酒刺激肠壁，造成了肠道严重出血。稳定病情后，翟先生再也没有贪过一口酒，他将家里原来存放的酒也送给了亲戚朋友。

类似这样因为饮酒而导致病情出现危急的，不胜枚举。

中国人喜欢酒，也是出了名的。工作应酬、亲朋好友聚会等，都少不了酒。而且有些人觉得烟不能抽，危害大，喝点酒没关系。

其实不然！

饮酒时，酒精中的乙醇进入结肠，会产生乙醛氧化代谢物，这种代谢物在众多实验中都被证实可诱导肿瘤在肠内生长。除此之外，酒精还会直接影响结肠中叶酸和一些细胞的正常代谢。

吸烟者中罹患肠癌的也不在少数。有研究者在吸烟与肠癌相关性研究中指出，吸烟是罹患肠癌的独立危险因素，并显示病例组的平均吸烟量高于对照组，且随着吸烟年数的增加，肠癌患病率明显增高。有研究发现，吸烟者不仅罹患结肠癌的风险高，死于该疾病的风险也较高，吸烟者在 3 年内死亡的可能性比非吸烟者高出 23%。

分析其原因，有学者认为，烟草中含大量致癌物质，通过血液循环进入大肠组织细胞中，在细胞代谢过程中，烟雾中的致癌物可通过影响脱氧核糖核酸的甲基化，诱导基因突变而致癌。世界卫生组织认为，酒和烟给人体带来的危害很大，而且，一旦两者同时进入人体，所带来的危害将会成倍增加。

尤其对于肠道来说，当酒精中的乙醛代谢产物与香烟中的焦油共同进入肠道，经过一系列的代谢，很容易将 N-亚硝基化合物激活，增加患肿瘤的风险。N-亚硝基化合物已被广泛证实具有致癌作用。在一项对肠癌的已有病例资料研究显示，肠炎患者体内 N-亚硝基化合物合成速率增大，患结肠癌的风险增加。

所以，千万别抱着"稍微喝一口""少吸一根没事"的心态。时刻谨记：戒烟戒酒，健康活到九十九。

应酬多，易致肠癌

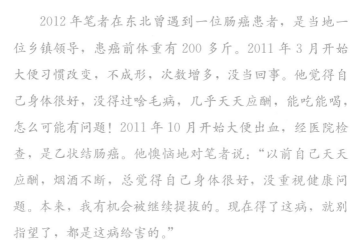

2012 年笔者在东北曾遇到一位肠癌患者，是当地一位乡镇领导，患癌前体重有 200 多斤。2011 年 3 月开始大便习惯改变，不成形，次数增多，没当回事。他觉得自己身体很好，没得过啥毛病，几乎天天应酬，能吃能喝，怎么可能有问题！2011 年 10 月开始大便出血，经医院检查，是乙状结肠癌。他懊恼地对笔者说："以前自己天天应酬，烟酒不断，总觉得自己身体很好，没重视健康问题。本来，我有机会被继续提拔的。现在得了这病，就别指望了，都是这病给害的。"

其实，是他自己害了自己，肥胖、应酬太多、好吃酒肉，才导致了肠癌。

自古以来，酒桌应酬是中国特有的社交文化方式，如今更是如此。工作应酬、朋友聚餐，甚至有些人的一日三餐都在饭馆里解决，这种生活方式也逐渐变成了"职场人"的常态。

应酬和聚餐时，高脂肪、高胆固醇、油腻的食物摄入过量，觥筹交错，美酒佳肴，胃肠道负担过重。晚上应酬吃得过饱过好，经常而为之，健康自然会受到很大损伤。

古人非常注重饮食养生防病。中医学有很多关于饱食伤人的论述，特别提到了晚餐饱食的危害。如《备急千金要方》

曰："须知一日之忌，暮无饱食。""饱食即卧，乃生百病。"都强调了要少吃，可减少疾病的发生。

所以说，在当今物质生活越来越丰富的时代，管好嘴，很重要，尤其对于男性，减少应酬，减少动物脂肪和动物蛋白的摄入，改变饮食观念，可以很大程度减少肠癌的发病率。

饿一顿，饱一顿，饮食不规律

快节奏的生活使很多人养成了边走边吃，饿一顿、饱一顿的不良饮食习惯。这种饮食方式在减肥族、上班族，以及学生中较为普遍。

据统计，美国每天几乎有 3100 万上班族不吃早餐、跳过晚餐或者半夜进食。这种不规律的进食方式偶尔为之，或许不会对身体造成影响，但久而久之，将会对健康造成巨大的威胁，严重者还会罹患各种疾病，如肥胖、高血压、2 型糖尿病和胃肠疾病等。

流行病学研究表明，消化道疾病是饮食不规律者最常出现的问题之一。长期饮食不规律会影响人体胃肠消化系统的正常生物节律。当人体感到饥饿时会分泌胃酸，但由于没有食物的摄入，胃酸无法被中和，最终导致胃肠道黏膜受损伤。长期以往，胃肠道会出现炎症、溃疡等症状。

为避免不良的饮食作息给胃肠造成的影响，英国"膀胱和肠道社区"整理出以下饮食技巧，期望能够帮助大家改变不良的饮食习惯。

（1）早餐是一天中必不可少的，可食入一些刺激性小、易消化的食物，如麦片、粥、馒头等。早餐用餐时间建议在上午 6:00～8:30。

（2）午餐和晚餐的搭配尽量做到种类均衡。第三版指南指出，可选择一些富含纤维素的食物，如全谷类、蔬菜、水果等。此类食物还富含植物化学物，被认为与降低某些消化系统癌症有关。午餐用餐时间建议在 11:30～13:00，晚餐用餐时间建议在 18:00～20:00。

（3）中医学认为，"胃不和则卧不安"，因此睡前尽量不进食，以免影响睡眠质量和胃肠功能。

（4）随身带一些坚果当作小点心，避免在工作、学习中感到饥饿而造成肠胃损伤。用餐时，做到细嚼慢咽，使食物在体内得到充分吸收。

总之，良好的饮食作息除了能够使我们在很大程度上免遭疾病的困扰以外，还能提升我们的生活质量，提高工作和学习效率。

爱吃高油、煎炸食物

油炸食品深受全世界人们的喜爱，很多人特别爱吃这种"垃圾"食品。

但是多项研究表明，大量摄入油炸食品会伴随一系列健康问题，严重者会导致多种癌症的发生。

美国斯坦福研究院对油炸食品中产生的致癌物质进行研究，发现不同种类的食物油炸时产生不同的致癌物质。如油炸高碳水化合物时会产生丙烯酰胺（薯条、薯片等中含有），油炸脂肪及蛋白质类食物时会产生杂环胺类物质，而这些物质与癌症的发生都有着密切关系。

丙烯酰胺是一种水溶性高分子聚合物，可经胃肠道、呼吸道甚至皮肤黏膜吸收进入血液，并很快分布到全身。丙烯酰胺进入人体之后，可以转化为环氧丙酰胺，而此化合物能与细胞核糖核酸（RNA）发生反应，并破坏染色体结构，从而导致细胞死亡或转变为癌细胞，这已通过动物实验得以证实。丙烯酰胺还可导致基因突变，损害中枢和周围神经系统，诱发癌症。

研究认为，杂环胺对动物具有致癌性，可导致大鼠结肠和乳腺等部位的肿瘤，并有剂量-效应关系。

高温油炸还会在身体内产生有害的"自由基"。自由基是非常活泼的化学成分，可以破坏食物中的必需脂肪酸，导致人体氧化加重，增加患癌风险。

因此，要尽可能避免对食品进行煎炸，少吃油炸食品，试着将高油煎炸换成蒸、煮、炖等烹饪方法。

其实，只要是以健康为出发点的改变，值得并理应做出调整。

就咸菜吃咸鱼，小心肠癌找上门

盐，在人们的生活中充当着调味品和防腐剂的作用，世界卫生组织建议，每人每天盐的摄入量不超过 6 克。

但一不小心，盐的摄入量就超标了。因为有太多高盐的食物存在于人们的生活中，如西方常见的培根、热狗、香肠、调味牛肉干等；我国常见的咸鱼、腊肉、咸菜等。除此之外，我国的川菜号称"重口味"，一道川菜下肚，人们就面临着盐摄入超标的风险。这样高盐的饮食，久而久之会增加罹患肠癌的风险。

研究显示，英国每20人中就有一人患有肠癌，每年死于肠癌的人数达1.6万。然而，世界癌症研究基金会调查了近2000名英国人对肠癌的熟悉程度，结果只有30%的被调查者意识到食用加工肉制品，如培根、香肠等可能会导致肠癌。

早年，人们为了长时间保存新鲜菜，发明了腌制一法。现在，因为腌菜味道不错，足以平衡油腻之物，故出于喜欢，成为人们餐桌上经常出现的食物。但过多食用腌菜可以致癌，却也是妇孺皆知的事实。

尽管如此，腌制品毕竟是中国人几千年的饮食习惯之一，人们还不能完全拒绝咸鱼、咸肉和咸菜，怎么办？在尽量少吃的同时，要掌握科学的食用方法，可以减少这些食物对人体的危害。

咸鱼、咸肉食用前要多加日晒，食用前用水煮一下或者蒸一下，倒掉汤汁，不要食用。肉制品应避免油煎，因高温油煎后可产生亚硝基吡啶烷，使致癌性剧增。

腌菜在食用前可用热水煮几分钟，或用热水清洗的方法处理，可在一定程度上去除腌菜中残存的亚硝酸盐。另外，建议在吃咸菜时，最好在腌制一个月以后再食用，以减少致癌性。

夜宵吃得多，肠癌风险高

忙碌的工作时常让一些上班族忘记吃饭，下班后约上几个朋友享受美食的惬意夜生活，成了不少上班族的常态。殊不知这样的饮食方式，危害很大！

夜宵的选择几乎都是一些烟熏、油炸、高糖，还有酒精等"垃圾"食品，如烧烤、小龙虾、炸鸡、麻辣烫、奶茶和啤酒等，这些都是当代年轻人的夜宵必备。烧烤、油炸物中的杂环胺和多环芳烃、啤酒里的乙醇，以及奶茶中的种种添加剂等，都威胁着人们的健康。

全球健康研究所的研究人员发现，那些通常晚上9点以后进食的人比正常作息的人患癌的可能性高出25%。一旦养成了在深夜吃零食的习惯，可能会增加患结肠癌、直肠癌、乳腺癌等的风险。研究发现，晚上9点之前吃晚饭，或等待至少2小时后才入睡的人，与晚上10点后吃晚饭或进食的人相比，患这些癌症的风险要低约20%。

因此，建议早睡，或进餐时间与睡前至少间隔2小时，可以帮助降低罹患癌症的风险。

嗜含糖饮料，增加肠癌风险

随着全球范围内含糖饮料消费量的不断增加，诸如奶茶、碳酸饮料等甜饮料，已成为年轻人消费的主要饮品。

但含糖饮料的危害可不容小觑。据估计，全球每年有18.4万人的死亡可归因于含糖饮料。

2021年5月哈佛大学公共卫生学院、华盛顿大学医学院等单位的研究人员在胃肠病领域期刊 *Gut* 中，发表了一篇关于女性长期大量饮用含糖饮料与患肠癌风险关系的报道。报道表明，女性在青春期（13～18 岁）和成年期大量饮用含糖饮料，会增加她们 50 岁前患结直肠癌的风险。

这已不是权威机构第一次告诫人们嗜爱含糖饮料和含糖食物对肠癌的影响。2019 年 3 月 21 日，发表在国际期刊《科学》（Science）上的一项研究就指出，很多人爱喝的含糖饮料中有一种甜味剂——果葡糖浆，可能促进结直肠癌的发生。

法国的研究小组为了弄清糖与癌症的风险关系，对 10 万多名健康成年人进行了长达 10 年的研究，其中包含了 100% 纯果汁、含糖碳酸饮料、甜牛奶和运动饮料等。结果显示，以每天摄入 100 毫升含糖饮料为例，总体的癌症风险增加 18%。当这组含糖饮料被分成果汁和其他含糖饮料时，两种饮料类型的摄入都与较高的整体癌症风险相关，其中的糖包括口感很甜的糖，如蔗糖、高果糖、玉米糖浆等，都有增加肠癌的风险。

因此，戒掉含糖饮料，多饮中国传统而健康的茶，是明智之选。

吃剩饭剩菜，悠着点

你会发现，年龄大一点的老年人，往往都有一个习惯，就是不能剩菜，一顿饭基本上能吃完的都吃完。逢年过节的时候总是会说，"剩下这点不要浪费"，然后自己把家人吃不下的剩饭菜吃完；或者就是子女不吃的剩饭菜，自己舍不得扔，下一顿再吃或者连吃几顿。

之前遇到过一位老太太，在家人的搀扶下走来和笔者说："我这几十年都没怎么吃肉，吃得非常素，到了这个年龄了，怎么会患上肠癌的呢？"但是，笔者发现她有一个特点，就是节俭，每当一大家子吃完饭后的菜汤、剩肉，她都不舍得倒掉，全都一口气地全吃下去，最后倒把自己养得肥肥胖胖。这有可能就是她疑惑的答案。

烹饪的时候，人们不可避免地会使用油、盐等调味料，这些调味品在剩下的菜汤里聚集，里面含有大量的油脂和盐等。

随着体重的增加，身体的脂肪细胞数量增加或体积增大，进而导致胰岛素水平升高和胰岛素抵抗发生，而胰岛素抵抗又会导致高胰岛素血症以及类胰岛素一号生长因子（IGF-1）的升高。而发表于《癌症研究》的研究表明，IGF-1与多种癌症发病风险升高有关，如肠癌、甲状腺癌、女性乳腺癌和前列腺癌等。

而且，剩菜不仅营养价值下降，在细菌分解作用下，蔬菜中的硝酸盐会还原成亚硝酸盐，后者可能在人体异化为致癌物质，即使再次加热，也不能去除。

因此，节约是对的，但最好不要吃剩饭剩菜。平时做饭时，可以根据家里人口数和食量，制作适合的饭菜量，现做现吃。这样既体现了中华民族五千年倡导节约粮食的优秀传统，又对防止各种现代富贵病，包括肠癌等，有积极的作用。

四

肠癌的克星食物

食物是人类生存的物质基础，吃什么，吃得是否科学对肠癌患者尤其重要，也是众多肠癌患者及其家属所关心的问题。

很多患者及家属希望给患者调理好饮食，但对食物认知有误区，或者跟风盲从，或是不知如何调配饮食。

到底哪些食物是对肠癌有益的呢？我们根据国内外众多研究，结合何裕民教授 40 多年的临床实践以及笔者多年的临床工作、营养教学、科研等，为您解决选择食物的难题，共同帮助患者吃好，为患者治疗和康复助力！

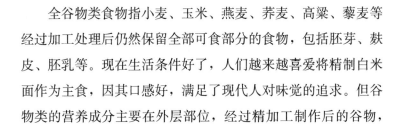

全谷物类

全谷物类食物指小麦、玉米、燕麦、荞麦、高粱、藜麦等经过加工处理后仍然保留全部可食部分的食物，包括胚芽、麸皮、胚乳等。现在生活条件好了，人们越来越喜爱将精制白米面作为主食，因其口感好，满足了现代人对味觉的追求。但谷物类的营养成分主要在外层部位，经过精加工制作后的谷物，外层部位的营养素几乎被全部丢弃，营养比较单一。

美国癌症研究所研究指出，每天食用4份（约80克）的全谷物类食物，可降低17%罹患肠癌的风险。

第三版指南也明确指出：全谷物可以降低肠癌的风险。

可见，全谷类对预防肠癌有一定的作用。不仅如此，对于患有肠癌的人群，多吃全谷物，如荞麦、藜麦、糙米、玉米、小麦胚芽等，对于改善患者便秘、增加营养等，都有积极的作用。

粳米：止泻痢

粳米，生活中再常见不过的主食，根本不起眼，或许就是因为太平常了，很多人认为它就是一种普通的主食而已，根本谈不上什么保健作用。人们往往把目光都投向了那些价格高昂、稀有的食物，认为那些才是营养滋补品，其实不然！

可别小瞧了粳米，它可是一味良药。它有健脾益气、止泻的作用，对于脾胃虚弱、食少、纳食不香、乏力、泄泻者，粳米是不可多得的良药。

对于肠癌手术后，食用流质饮食时，首推粳米粥，刚手术结束，可以喝稀薄的粳米粥，称为清流质；术后几天，胃肠功能渐渐恢复，可以喝稠的粳米粥，称为浓流质。对于肠癌胃口不好的患者，粳米粥搭配适口的小菜，也不失为改善患者病情的好办法。

对于肠癌出现消化不良、不思饮食、稀便的患者，我们往往建议患者将粳米炒焦，煮成粥食用，一天3～4次，常见佳效。

粳米也可以和其他中药一起煮粥或煮饭食用，如对于体虚、乏力者，可以和山药一同烹煮；对于睡眠不好的患者，可以将酸枣仁煎取药汁，用此药汁与粳米煮粥或煮饭食用，疗效亦可。

总之，不要一味追求价格高的食物，真正有营养的食物，都存在于我们日常的一日三餐中，质朴且养人。

荞麦：净肠草

自唐代开始广泛种植以后，荞麦就用作救荒作物被食用，宋元以后则逐步成为重要的粮食作物之一。以前它并不受待见，认为它口感不佳，粗糙，不过现在荞麦已成为人们餐桌上热门的主食之一。

中医学认为，荞麦有下气消积、止带浊、清热解毒等作用。《本草纲目》认为荞麦"降气宽肠，磨积滞，消热肿风痛"。说明荞麦可利肠道，消除肠道积滞，适合于肠道疾患者，包括肠癌患者。

不仅古人认可荞麦，现代研究也证明了其良好的保健功效。荞麦中含有丰富的 B 族维生素以及微量元素硒，丰富的荞麦碱、芦丁、烟酸、亚油酸和膳食纤维等，这些都不是一般"细粮"所具备的。因此，可以说，在"富贵病"高发的当下，荞麦对高血压、高血脂、高血糖等，以及肠癌（一种"富癌"）人群，都是非常适合的食物。

除此之外，荞麦作为食物的防癌作用，也得到了人们的肯定。太平洋上的岛国斐济，是迄今发现的世界唯一的无癌国。研究后发现：斐济人不患癌症是因为有其独特的饮食习惯：如喜吃荞麦、杏仁和杏干。

肠癌患者保持大便通畅，很重要。荞麦是典型的粗粮，还有一个非常适合它的称呼——"净肠草"，被誉为"膳食纤维的宝库"。常吃荞麦可以促进胃肠蠕动，清洗人体的肠壁，促进排便，可以帮助预防肠癌等。

现如今，荞麦常用来制作面条、烙饼、杂粮粥和荞麦饭等。居家可以用荞麦和其他杂粮做成杂粮粥或杂粮饭，连吃3～4次，营养则更上一层楼。

荞麦耐咀嚼，但不易消化。因此建议每天食用荞麦不宜超过50克。

红薯：通便防癌

红薯，又称甘薯、山芋、地瓜，味美而甜，营养丰富，是杂粮中较好的一种食物。既可作主食充饥，又是祛病的良药。中医学认为，红薯性甘温，具有补脾胃、益气力、通便秘的作用。

红薯的抗癌作用也是备受推崇的。日本国立癌症预防研究机构对有明显抗癌效用的蔬菜进行排名，其中熟红薯、生红薯分别被排在第一、第二位。红薯中含有丰富的β-胡萝卜素、维生素C和叶酸，β-胡萝卜素和维生素C的抗氧化作用有助于抵抗氧化应激对遗传物质脱氧核糖核酸的损伤，有助于清除体内的自由基而起到一定的抗癌作用。

众所周知，红薯有很好的通便作用，这与红薯中含有丰富的膳食纤维，促进胃肠蠕动有关，因此红薯特别适合于肠癌患者。

凡是肠癌便秘的患者，只要不是胃酸过多和腹胀，我们一般建议患者吃点红薯通便，患者会觉得人更轻松了。

日常食用时，红薯可蒸煮熟食。在煮食时，癌症患者常脾胃较虚弱，宜蒸透煮烂，否则不易消化。

虽然书上和报纸上经常介绍红薯的抗癌作用，但我们强调：红薯虽好，但吃多少要适度。

　　这里，有一些非常典型的病例。有一年秋天，一段时间内，何裕民教授在门诊发现，最近来复诊的患者，很多人都说肚子胀。何教授就感到很奇怪："怎么会都肚子胀呢？"何教授一询问，原来前两天，有一家著名的晚报刊登了一篇文章"红薯可以抗癌"，很多癌症患者认为"这个东西好，我就多吃一点"，于是很多患者就拼命吃红薯，从而导致肚子胀。

因此，对癌症患者来说，吃什么都要有个度。红薯含有氧化酶，含糖量高，在胃肠内会产生大量的二氧化碳气体，多食会引起胃酸过多、腹胀，从而导致胃不舒服。

糙米：少精白，多杂粗

糙米是水稻去除稻壳之后的产物，因仍保留部分外层组织，如谷皮层、糊粉层和胚芽等，因此，比起精白米、面，糙米含有更多的维生素、矿物质与膳食纤维。2007年美国稻米联盟向美国食品和药品监督管理局提出，要求将糙米认定为健康的全谷物食物。

但糙米因口感不如精白米面，真正食用的人并不多。

糙米不仅营养价值高于精制谷物，常食也可降低肠癌风险。据美国《医学快报》报道，美国癌症研究所等机构的学者发现，每天食用糙米或全麦面包等全谷类食物，能降低个体患肠癌的风险。食用量越多，患肠癌的风险就越低。这项研究首次发现了食用全谷类食物与患肠癌风险降低之间存在着关联。这就告诉人们，日常多吃糙米，有助于预防肠癌。

人们在糙米中已发现大量的防癌、抗癌物质，包括类胡萝卜素、硒、类黄酮和木质素等。研究发现，木质素具有抗血管生成的作用，能够显著抑制肿瘤新生血管的生成，对防治癌症有一定作用。

众所周知，肥胖与肠癌发病有关。有研究证明，在吃同样数量的米饭和糙米饭时，吃糙米饭具有更好的饱腹感，有利于控制食量，从而帮助超重、肥胖者减肥，对预防肠癌也起到了积极的作用。

不过，糙米比较难消化，因此，在食用时，要注意以下几点：

（1）每天食用量不宜过多，可作为辅助主食，每天食用30～50克，如果和其他杂粮一起食用，糙米一次20克左右即可。

（2）在平时烹饪时，可以先将糙米浸泡1小时左右，然后连同浸泡的水一起和粳米共煮。也可将炒熟的糙米和其他主食打成杂粮粉，每天2勺，和豆浆或者调入粥里食用，保健效果亦佳。

小麦胚芽：与肠癌风险呈负相关

小麦胚芽是小麦籽粒中营养最丰富的部位，富含蛋白质、多种氨基酸、维生素 B_1、维生素 B_2、膳食纤维、铁、钾、锌等营养成分，被营养学家们誉为"人类天然的营养宝库"。小麦胚芽制成的小麦胚芽油中维生素 E 含量是植物油之冠，被誉为"长寿维生素宝库"。

小麦胚芽含有一种含硫抗氧化物——谷胱甘肽，有人称它为抗癌因子；它在硒元素的参与下可生成氧化酶，能使体内化学致癌物质失去毒性，有一定的防癌抗癌等作用。

全麦食物富含各种营养素和生物活性成分，包括维生素 E、硒、铜、锌、植物雌激素和酚类化合物以及膳食纤维等。其中许多化合物（主要存在于谷物的麸皮和胚芽中）具有很好的抗癌特性，如烷基间苯二酚是小麦和黑麦摄入量的生物标志物，在欧洲癌症与营养前瞻性研究中显示，烷基间苯二酚与肠癌风险呈负相关。就是说，多吃小麦和黑麦能降低肠癌风险。另外，有研究显示，全麦还可以通过结合致癌物和调节血糖反应等来预防肠癌。

小麦胚芽的吃法很方便，既可以制成冲剂食用，如将小麦胚芽粉冲入牛奶中食用，或者每天早餐 2 勺小麦胚芽粉，用温开水冲服。也可以直接用来煮粥、蒸饭、制作面包、馒头等全麦食物，都是家常方便的营养吃法。

薏苡仁：补正气、利肠胃

薏苡仁又名薏苡、薏米、薏仁等，是我国古老的药食皆佳之品，质地平和，可居家常食。

中医学认为，薏苡仁功能利湿健脾、舒筋排脓，可用于脾胃虚弱、泄泻等症。如《本草纲目》指出，将薏苡仁研为末，同粳米煮粥，每天食用 2 次。或以薏苡仁、白扁豆各 30 克，同煎服，疗效更佳。

也可将薏苡仁与山药共煮，作为日常点心食用。山药宜选用保健作用好的铁棍山药，先将山药切成小块。将薏苡仁煮至七成熟，放入山药块。共煮至熟，食用时，调入少许白糖即可。本食疗方取材方便，可以健脾止泻，对于肠癌泄泻患者，可以久服。

现代研究认为，薏苡仁对升高白细胞也有一定的作用。肠癌患者放化疗后，常常出现白细胞减少和贫血等症状。经常食用薏苡仁粥对放化疗后出现白细胞减少、体质虚弱、食欲不振、面部浮肿等，有较好的疗效。

蔬菜类

蔬菜是人们膳食的主要组成部分，富含维生素、矿物质、膳食纤维、有机酸、色素、芳香物质等成分，不仅色泽艳丽、增加食欲，而且营养丰富，并具有防癌抗癌、提高机体免疫力等作用。

笔者博士研究生期间，在导师何裕民教授的指导下，对上海地区发病率较高的六种常见癌症（肺癌、肝癌、胃癌、肠癌、乳腺癌和胰腺癌）与饮食的关系进行了调查研究，显示出不同种类的食物与肿瘤的发生、发展有密切的相关性。研究发现：蔬菜和水果是这六种肿瘤的保护性因素。

多项病例对照研究显示，蔬菜、水果消耗量均和男女肠癌风险呈负相关。在对 200 多项的流行病学研究结果进行 Meta

分析后证实：大量食用蔬菜和水果，可预防人类包括肠癌在内的多种癌症。通常，摄入蔬菜和水果量大的人群，远较摄入量低的人群癌症发生率要低，甚至低 50％ 左右。那么每天要食用多少蔬果呢？

根据 2016 年中国居民膳食宝塔建议，每天食用蔬菜 300～500 克，水果 200～350 克，并保持蔬菜 3～5 种，水果 2～4 种为宜。

白萝卜：行气通腑

萝卜，又称莱菔，有白萝卜、青萝卜、红萝卜和水萝卜等不同品种，生熟食用皆宜。明代药学家李时珍曾这样赞赏萝卜："可生可熟，可菹可酱，可豉可醋，可饭。"是"蔬中之最有利益者"，提示其在预防保健和治疗疾病中的重要意义。

中医学认为，白萝卜具有行气通腑、止咳化痰、健胃消食等作用，主要用于食积腹胀、腹痛、痰多咳嗽等症。

白萝卜尤其适合于肠癌患者食用。白萝卜含有丰富的木质素和多糖类物质，这两种物质能加速肠蠕动，促进排便，分解致癌物质，如亚硝胺等，提高巨噬细胞吞噬病菌和癌细胞等的功能，可辅助防治肠癌。

现代药理研究证实：生萝卜汁有缓慢的降血压作用。对于肠癌合并高血压和动脉硬化的患者，可常食白萝卜。如患者可将白萝卜榨汁，加少许蜂蜜调服，对此类患者，可作为很好的食疗辅助品。

白萝卜食法多样，生食、熟食都可，如炖汤、清炒、凉拌等，皆甘甜脆爽，深受大众青睐。

白萝卜的消食、助消化作用非常显著，我国历来就有用白萝卜治疗食积、消化不良等的记载，如《唐本草》曰："下气、消谷、去痰癖。"因此对于肠癌患者出现食积饱胀者，白萝卜是非常好的开胃助消化之品，可取生白萝卜捣汁饮，也可直接食用。

何裕民教授非常欣赏白萝卜，认为它上能消痰、通肺气，下能通腑、通胃肠之气，且籽能为药，可以说是蔬菜界的"杠把子"。对于肺癌、胃肠道肿瘤患者，推荐多吃点白萝卜。

对肠癌患者出现便秘者，可每天嚼食生萝卜或者白萝卜煮熟食用，通便效果好。临床显示，患者出现便秘时，常嚼食白萝卜，大便较畅，量增多，且不会出现腹泻现象，通便效果较好。

民间很多人认为白萝卜解中药，其实不然！白萝卜本身就是一味很好的中药，白萝卜只是解补气药，如人参等的补壅之功。而对肠癌患者，我们不主张用人参，所以不存在解不解药的问题。

马铃薯：防治便秘

马铃薯，又称为土豆、洋芋、山药蛋等，既可作主食，也可作为蔬菜食用。马铃薯味甘、性平，具有补脾益气、缓急止痛、通利大便等作用。

马铃薯营养丰富，其维生素 C 含量是苹果的 10 倍，B 族维生素含量是苹果的 4 倍，各种矿物质含量也很丰富。丰富的维生素 C，有助于增强机体的抗癌能力。

马铃薯富含膳食纤维，能够有效地帮助机体排便，预防便秘，以及防范肠道肿瘤。

英国剑桥大学的研究表明，吃马铃薯和香蕉等富含淀粉的食物，可减少患肠癌的危险。研究发现，中国人淀粉的消耗量是世界上最高的，比英国多1倍以上，而中国的结肠癌发病率比英国少一半左右。同样，以肉类食物为主食的澳大利亚人，结肠癌发病率是以淀粉类食物为主食的中国人的4倍。可见富含淀粉的食物对预防肠癌有帮助。

马铃薯虽好，但要禁食绿皮和发了芽的马铃薯。这类马铃薯含较多的龙葵碱，毒性较高，易引起中毒，出现头痛、腹痛、呕吐、腹泻、瞳孔散大、心跳减慢、精神错乱甚至昏迷等症状。

卷心菜：消除肠道炎症

十字花科类蔬菜包括大白菜、卷心菜、紫甘蓝、花椰菜、芥蓝等。此科蔬菜除含有丰富的维生素C外，还含有较为丰富的矿物质和膳食纤维等成分。

有研究发现，肠道中一种被称为芳香烃受体的蛋白质能修复受损的肠细胞，使它们恢复吸收营养、分泌保护性黏液等功能。研究人员给予患有肠道炎症的小鼠喂食十字花科蔬菜后发现，小鼠肠道不再发炎，也未发展形成肿瘤。有趣的是，当已经患上癌症的小鼠开始食用这些绿色蔬菜，它们的肿瘤明显变小。研究人员称，十字花科蔬菜被消化时生成的化学物质，能刺激肠道中的芳香烃受体，抵抗肠道感染，并预防结肠癌。因此，花椰菜和卷心菜等十字花科蔬菜一直被认为是经典的防癌蔬菜。

卷心菜中含有少量的棉籽糖。实验证明，人体肠道不能消化吸收棉籽糖，而大肠的微生物可对其进行分解，产生气体，抑制毒素产生，进而能减少肠癌的发生。

不仅如此，多项早期研究表明，西蓝花、花椰菜、卷心菜和白萝卜等十字花科蔬菜中，含有重要的成分——莱菔硫烷，它可以杀灭癌细胞，降低结肠癌、肾癌、食管癌、口腔癌和乳腺癌等多种癌症的发生风险。

卷心菜含有丰富的维生素，高温烹调会破坏其所含的维生素。因此，卷心菜可生吃，如做成沙拉或榨汁等。

大白菜：通利肠胃

几十年前，蔬菜种类少，一到冬天，很多人就会储存大量白菜，加工成泡菜、酸菜、酱菜、风味菜及脱水菜等，以备食用。因此，大白菜就成了人们过冬的主要蔬菜。

如今，一年四季，都能吃到鲜美的大白菜。齐白石老先生对大白菜是大加赞赏，曾亲自为其作画，并提有"牡丹为花之王，荔枝为果之先，独不论白菜为菜之王！何也？"可见，老先生对大白菜是情有独钟的！

很多人认为大白菜非常普通，对它的保健作用却认知不足。其实，多吃大白菜有助于防癌。大白菜含有一定的微量元素钼和丰富的维生素C，能阻断亚硝胺等致癌物质在人体内的生成和癌细胞的增殖。

有研究者从白菜、西洋菜、绿花菜中提取到一种化学单体——苯乙基异硫氰酸酯（PEITC），发现一定浓度的PEITC对正常细胞毒性很低，但能在 24 小时内令白血病细胞死亡，对肠癌、卵巢癌等癌细胞也同样有作用。

大白菜味道鲜美，性味平和，老少皆宜，是食疗中的常见食物，炒、炖汤、火锅等均是常食之法。

取大白菜 100 克，薏苡仁 20 克，粳米 200 克。将大白菜洗净，切碎，与薏苡仁、粳米共煮粥，有健脾祛湿、清热利尿的作用。肠癌患者平日可常食。

芹菜：清洗肠道内壁

芹菜也是居家常食蔬菜，常见的有药芹和水芹。含有丰富的胡萝卜素、多种维生素、黄酮类、挥发油、萜类、香豆素衍生物等，对人体健康十分有益。

芹菜的防癌抗癌作用不容小觑。芹菜含丰富的膳食纤维，木质素含量丰富，高浓度的木质素可抑制肠内细菌产生的致癌物质。芹菜还可加速胃肠道蠕动，减少致癌物质的吸收，从而有助于防止肠癌。

何裕民教授力荐的"果蔬方"，他自己已奉行 20 余年，感觉很好。每天早晨选择一些蔬菜水果，洗净，加一根西芹，共同打汁，连渣一起吃下去，"清洗肠道内壁"，重建良好肠道生态。

在日常饮食中，人们习惯于食用芹菜茎，芹菜叶往往无人问津。但从营养学角度来说，芹菜叶比茎的营养价值高。研究发现，片菜叶中胡萝卜素的含量约是茎的 9 倍，维生素 C 的含量是茎的 3 倍，维生素 B_1 的含量是茎的 4 倍，蛋白质是茎的 2 倍。可见，芹菜叶片的营养价值不容忽视。

芹菜的吃法很多，如芹菜炒肉丝、芹菜拌干丝、芹菜粥、芹菜榨汁等。也可将芹菜叶洗净，水烫后加入调料及花生碎粒作冷菜食用，味道鲜美且营养价值高。

大蒜：延缓癌症发展

大蒜是百合科葱属植物，两千多年前，由西汉张骞出使西域时带回我国，如今已成了我国人民日常保健食用佳品。

大蒜的防癌抗癌作用，早就被国内外学者所关注。

人体代谢时产生的自由基能够引发体内蛋白质、脂质等的氧化性损伤。研究表明，大蒜内提取的蒜氨酸能够清除自由基，抑制氧化作用，有助于防癌。

明尼苏达大学和华盛顿大学的学者们在合作研究 15 种水果和蔬菜对肿瘤的作用时发现：大蒜与肿瘤之间的关系最为密切。进食大蒜与结肠癌之间呈负相关关系，进食大蒜患结肠癌的危险度比不进食大蒜低。

此外，大蒜头可激活人体巨噬细胞，增强人体免疫功能，进而阻止癌细胞的扩散，延缓癌症发展。

在食用大蒜时，有的人喜欢生吃大蒜头，如凉拌菜放一些蒜，可起到杀菌的作用。有的人喜欢食用烧熟后的大蒜。其实大蒜内的大蒜素是大蒜抗癌的关键成分，大蒜切碎后放置 10 分钟再食用，可以进一步增加大蒜素的数量，起到更好的抗癌效果。

因大蒜会刺激胃黏膜，引起胃肠道不适。因此，建议每次食用大蒜数量不宜过多，每次 2～3 瓣为宜。否则，有可能损伤胃黏膜，造成胃炎和溃疡。大蒜也不宜空腹食用，可在饭后或是进餐中服用。

很多人深知大蒜的保健作用，但碍于食用后，口中时常有股异味，所以往往对其"敬而远之"。其实只要食用后用浓茶漱漱口，或嚼些口香糖、生花生米、含一颗橄榄，或喝一杯鲜奶等，异味可自然消除。

洋葱：保护肠道

洋葱属于百合科植物，不仅是美味蔬菜，而且是一味良药。

国内的研究者发现，经常食用葱属蔬菜，如大蒜、洋葱和大葱等，能显著降低患肠癌的风险。该研究在国内三家医院进行了一项配对病例对照研究。研究人员选取了833名肠癌患者，另选取了年龄、性别、居住地区与之匹配、数量相同的健康志愿者，要求他们填写食物摄取频率调查问卷。通过对参试者的饮食习惯和发病原因进行追踪调查，发现日常饮食中葱属蔬菜摄入量最多的人，患肠癌的可能性比摄入量最少者低79%。每天吃一定量的葱属蔬菜可显著降低患癌风险，且食用量越大，其保护效果越好。

英国的研究结果表明，食用洋葱、大蒜和韭菜会对降低罹患肠癌的风险产生巨大作用。一项对1666名男性和女性进行的研究中，发现每天食用74克葱蒜类蔬菜，约半个中等大小洋葱的人，患肠癌的风险明显降低。

洋葱是餐桌上常见食物，可做成洋葱肉丝、洋葱炒蛋、洋葱红枣汤等食用。制作洋葱菜肴时，洋葱不要煮得过烂，稍稍带点辣味，保健作用会更佳。

值得一提的是，洋葱性味辛辣，易耗气伤津、燥火生湿，故痰湿火旺之人不宜过量食用。

番茄：预防消化道肿瘤

番茄，又称西红柿，既可作为菜肴原料，也可以当作水果吃。因此，被誉为"水果型蔬菜"。

番茄中最精彩的成分莫过于番茄红素，它以强大的抗氧化功效和预防癌症功能而著称。早在 20 世纪 50 年代，美国的医学专家就首次报道番茄红素具有抗癌效应。后经流行病学的深入调查及多次动物实验，证明番茄红素确有预防和抑制癌症等功效。

据意大利医学研究院研究证实，番茄红素可使各种癌症发病率下降，对结肠癌、食管癌、胃癌和前列腺癌的下降更为明显。1994 年意大利学者将 2706 名各种消化道癌症患者与 2879 名正常人进行对照研究后，发现增加西红柿的摄入量，对消化道具有保护作用。与不吃西红柿的人相比，每天至少吃一份西红柿的人，发生消化道癌的机会可减少 50％。

番茄生或熟食皆可，有清热生津止渴的作用。夏日番茄生食可代水果，可健胃消食，助消化，老幼皆宜食。

但从番茄中的有效成分吸收率和保健作用来看，番茄熟食更佳。美国学者做过一项人体吸收番茄红素的研究，发现摄入未加工的番茄等富含番茄红素的食物，血浆中番茄红素的浓度变化不大；而摄入经加热加工的制品，血浆中番茄红素的含量增加了 3 倍。而且番茄红素是脂溶性成分，喜欢油脂，所以，炒番茄或者做汤等都是加工番茄的好方式，而生吃则吸收率很低。

茄子：消肿宽肠疗便血

茄子，又名落苏，其外形似果，肉质鲜嫩，物美价廉，是为数不多的紫色蔬菜之一。

中医学认为，茄子具有清热解毒、消肿止痛、活血散瘀等功效。《医林纂要》谓其："宽中、散血、止渴。"

人们常认为食用的蔬菜，经过加热后，保健功效会大打折扣。然而日本研究发现：蔬菜被加热后，茄子和花椰菜的抑癌效果最为明显。实验表明：茄子经过 100 ℃、20 分钟加热后，依然保持了高达 82.7％ 的抑癌率。花椰菜、油菜、菠菜的抑癌率也都维持在 70％ 以上。

茄子的烹调方法较多，炒、烧、蒸、凉拌、做汤等皆宜。因茄子含维生素较多，维生素在高温环境下容易被破坏，所以茄子不适合高温煎炸的方式。

凉拌不失为一种保存茄子营养价值的好办法。因茄子偏寒性，食用时配以葱、蒜，可平衡制约寒性。如蒜泥茄子，将茄子切成条，洗净，蒸熟后，放凉。把蒜末放碗里，加入白糖、醋、酱油、蚝油、香油、葱花拌匀，把料汁浇到茄子上即可，爽口而不失营养。

马齿苋：消积滞止痢

马齿苋，为马齿苋科一年生草本植物，是一种野菜，现在随着人们健康意识的不断提高，野菜也逐渐成为人们餐桌上的常见菜，越来越受到人们的欢迎。

马齿苋含有钾元素，具有一定的降血压效果。近年来美国科学家发现，地中海一带的居民由于经常食用马齿苋，心脏病和癌症发病率低于其他地区的居民。

中医学认为，马齿苋入大肠、肝、脾经，有清热祛湿、利尿通淋的作用，可用于治疗肠炎以及肠癌见腹泻等症。

有学者利用网络药理学探究马齿苋活性成分缓解结肠炎的作用机制，发现马齿苋可通过抗炎、抗氧化和调节细胞增殖与凋亡等的多靶点、多通路效用，来缓解结肠炎症等。

如对于肠癌见腹泻者，可用鲜马齿苋 250 克，洗净水煮去渣，加入粳米煮粥食用。

菠菜：质滑而利肠

绿油油的菠菜一直惹人喜爱，是餐桌上的常见蔬菜。

菠菜不仅营养价值高，富含 β-胡萝卜素、维生素 C 和钙等营养素，而且也具有一定的药用价值。

便秘是肠癌患者常见的症状，有些患者往往因长期便秘就诊而发现为肠癌。对此，古人已给予了我们很好的食疗方法。如《食疗本草》指出菠菜："利五脏，通肠胃热。"《本草求真》言："菠菜，何书皆言能利肠胃。盖因滑则通窍，菠菜质滑而利，凡人久病大便不通，及痔漏关塞之人，咸宜用之。"这就告诉人们，多吃菠菜对于大便不通（包括肠癌引起的大便不通）者，可利肠通便。

菠菜的吃法多样，菠菜汤、菠菜炒蛋、菠菜炒豆干、炒菠菜、蒜泥菠菜等，都很常见，制作也方便。

不过，菠菜虽好，食用时，要注意以下几点：

（1）菠菜富含草酸，可以与矿物质结合，不仅抑制矿物质

吸收，还会生成不溶性的草酸钙，造成钙质流失，

还可能沉积成结石。而且菠菜有涩味，食用前可以在沸水中焯一下，一方面可以减少草酸，另一方面也可去除涩味口感。

（2）肠癌伴有输尿管结石和肾结石的患者，不宜食用。

（3）菠菜性滑利，腹泻者不宜多食。

竹笋：膳食纤维宝库

竹笋因质嫩味鲜，清脆爽口，一直被人称颂，是菜肴提鲜、增进食欲的不二选择。

中医学认为，竹笋可消胀、开胃健脾、宽肠利膈、通肠排便，可用于食积腹胀、食欲不振、便秘的肠癌患者。

现代研究认为，竹笋是一种高蛋白食物，含丰富的多糖物质，具有一定的抗癌作用。竹笋含有丰富的蛋白质和多种氨基酸、维生素、钙、磷、铁等营养素，富含纤维素，能促进肠道蠕动，可有助于消化，尤其适合于便秘和肠癌患者。

竹笋因味道鲜美，常用来做汤菜食用，如著名的腌笃鲜，就是家喻户晓的美食。对于肠癌患者，如因治疗药物引起食欲不佳、口淡，以及腹胀、便秘者，不妨用竹笋与瘦猪肉一起炖汤食用，或者竹笋炒食亦可。

竹笋亦含有较多草酸，因此，肠癌同时有泌尿系结石的患者，不宜多食。

白扁豆：健脾祛湿疗泄泻

白扁豆也叫峨眉豆、茶豆，是扁豆的白色成熟种子，本品

药食两用，是居家和临床医家均常用的健脾祛湿品，被誉为"除湿之王"。

中医学认为，白扁豆入脾、胃经，可健脾化湿，用于脾虚生湿，食少泄泻者。对于消化道肿瘤，如肠癌、肝癌、胃癌和胰腺癌等患者出现的消化不良、腹泻等症状，常用白扁豆，有良效。正如《药品化义》所云："扁豆，味甘平而不甜，气清香而不窜。性温和而色微黄，与脾性最合。"这就彰显了白扁豆对脾胃消化功能的保健作用。

对于肠癌腹泻的患者，可以将白扁豆煲汤、煮粥、煮茶。

如对于肠癌见腹泻、乏力、体虚者，可以将白扁豆炒熟，与瘦肉共炖汤食用，作为午餐和晚餐的汤菜食用。

煮粥时，先将白扁豆用清水浸泡 1 小时左右，再与粳米和山药共煮成粥，粥以黏稠软糯为宜，健脾止泻效果更佳。

取炒白扁豆、莲子、薏苡仁各 20 克，加水共煮成羹，食用时，根据各人口味，可以稍加糖食用。本品对于体弱、腹泻的患者，可作为日常点心食用，保健作用甚好，不仅补充营养，而且对于缓解腹泻，调理肠胃，都有较好疗效。

过多食用白扁豆，可壅滞气机，因此不宜多食，每周 3 次左右为宜。

苋菜：入大肠经，通利二便

自古以来，人们对苋菜就很推崇，民间有"六月苋，当鸡蛋；七月苋，金不换"的说法，可见其营养价值之高。

现代研究认为，苋菜含有较多的铁、钙等矿物质，同时含有较多的胡萝卜素和维生素 C，蛋白质含量也较丰富，适合于营养状况较差的肠癌患者，平时做汤、炒食皆可。

中医学认为，苋菜入大肠、小肠经，可清热解毒、通利二便，对于肠癌见便秘者，可常食。

苋菜100克，煎取汁液，用汁液与粳米煮粥食用，对于肠癌见大便带血者，具有一定的疗效。

苋菜的补血作用也不容小觑，民间视苋菜为补血佳蔬，有"补血菜"的美称。因此，对于肠癌有贫血的患者，日常膳食中不妨多食苋菜。

水果类

《柳叶刀》报道指出：中国因饮食问题导致的癌症和心血管死亡率排在第一名！在很多人看来，都会觉得罪魁祸首是咱们吃油和糖太多了。高糖和高脂饮食确实不利于健康，但在这项大规模的统计研究中，这两者并不是最强的"饮食杀手"，排在前三的其实是以下3个不健康的饮食习惯：钠超标，水果不足，吃杂粮太少。

众所周知，水果营养丰富。有研究提示，水果能够帮助预防肠癌、鼻咽癌、胰腺癌、肝癌等癌症的发生，这些水果包括柑橘、草莓、苹果、香蕉、猕猴桃、葡萄、刺梨、西瓜、沙棘、柠檬、葡萄柚和菠萝等。

水果的防癌作用与它们所含的抗氧化成分有关，如类胡萝卜素、维生素C、类黄酮类化合物、异硫氰酸盐及有机硫化物等。这些物质能使脱氧核糖核酸（DNA）免受损伤，促进其修复，减少突变。水果富含膳食纤维，能缩短食物残渣在肠道通过时间，并可与潜在的致癌物结合，促其排出，预防癌症。

柑橘：不起眼，但可抑癌

柑橘种类很多，是橘、柑、橙、柚、枳等一大类水果的总称，酸甜多汁，是我们身边最普通、最常见的四季水果，深受人们喜爱。

研究发现，从柑橘果实中（幼果、果皮、果汁、种子）提取分离并鉴定出的番茄红素、柑橘苷配基、香豆素和柠檬苦素等活性物质，均具有抗癌作用。

日本医学机构通过实验研究证明：柑橘类水果有较明确的抑制癌症作用，其中所含的玉米黄质，尤其受到关注。有科研人员对 180 名健康者血液里的玉米黄质含量进行测定和比较，结果发现食用柑橘越多的人，血液中玉米黄质的含量越高；而对 100 名肠癌和肺癌患者血液进行的检查结果则表明，他们血液中玉米黄质含量要比健康者低大约 20％。医学专家建议说，每天吃 2 个柑橘，摄入足够量的玉米黄质，有助于抑制癌症发生。

不仅如此，柑橘类水果还可以通过自身所含的抗氧化剂来保护人们的身体，增强免疫力、抑制肿瘤生长、促进癌变细胞正常化。

柑橘类水果可谓全身是宝，如橘子的果肉、皮、核、络均可入药。

很多人在吃橘子时，会把附着在果瓣之间的橘络扔掉。其实，橘络也是一味良药，它的防癌保健价值很高。橘络纤维素含量很高，其中未被消化的纤维素和果胶可吸收体内过剩的胆固醇，促进肠蠕动，有防止肠癌的作用。橘络看似难吃，其实很嫩，味道甘甜而清香，故不宜抛弃。

苹果：多糖显奇功

对于苹果，《滇南本草图说》云："治脾虚火盛，补中益气。"可见古人对苹果的药用价值及保健功效已有所了解并广泛应用。

现代研究发现，苹果中含有丰富的多酚物质，能够抑制癌细胞的增殖，降低结肠癌的发病率。

波兰科学家发表的一项研究结果，每天吃一个苹果，能够将患肠癌概率降低65%；每天再多吃一个，风险更会减半。研究人员认为，苹果之所以具有降低患肠癌风险的作用，可能是因为苹果中类黄酮含量较高，起到抗氧化的作用，可以阻止有害分子或自由基对人体组织造成的损伤，从而抑制癌症的发生。

有学者研究苹果多糖对人结肠癌SW-620细胞侵袭与迁移的影响及相关机制，发现苹果多糖可有效地阻遏结肠癌细胞之侵袭。

苹果除了生食以外，也可以熬膏（果酱），均有补脾气、养胃阴等作用。如对于肠癌患者虚弱、不思饮食者，将1个苹果去皮、核，切碎；粳米50克炒黄。两者加水煮成粥食用，可健脾开胃。也可每天食用2个苹果，连吃3～5天，有助于缓解肠癌便秘症状。

香蕉：滑肠治便秘

香蕉，属于热带水果，被誉为"智慧之果"。

英国营养学家报告说，淀粉含量高的食品在防治肠癌中是一种重要的保护性因素。他们对 12 个国家的饮食习惯进行了调查，发现抗性淀粉类水果的摄食量和肠癌的发生率有着密切的关联性。绿色的香蕉、煮熟的冷土豆含有不易消化的抗性淀粉，具有抗肠癌等的作用。科学家认为，抗性淀粉的抗癌作用是由于它不能被人体小肠消化吸收，当它进入结肠后，通过细菌发酵分解，产生短链脂肪酸，尤其是生成丁酸盐，丁酸盐可直接抑制大肠中潜在致癌细菌的繁殖。

研究人员还对香蕉的抗癌作用做了实验研究。他们在老鼠身上种植了癌细胞，并将老鼠分成两组。一组老鼠的饲料中给予拌有 30% 的香蕉粉，另一组给予普通饲料，2 个月后观察肿瘤的大小。实验结果表明，食用香蕉粉组老鼠的肿瘤重量比对照组轻 15%。实验证明了从防癌治癌方面考虑，食用香蕉应该值得提倡。

香蕉偏寒凉，建议脾胃虚寒者少食。

猕猴桃：延长患者生存期

猕猴桃又叫藤梨、奇异果，在中国已有 1300 多年的栽培历史，素有"中华猕猴桃，西方草莓"之称。

中医学认为，猕猴桃性寒，具有活血利尿、健胃、清热利湿等功效。

猕猴桃含有大量的糖类、蛋白质、氨基酸和多种矿物质，脂肪含量极低，还富含维生素 E 和维生素 K 等多种维生素，属营养丰富的低脂肪食品。

猕猴桃含有大量的维生素 C，可阻止或减少自由基的生成，对切断癌症的发生进程，有一定的辅助功效。维生素 C 还可促进干扰素的产生，增强机体的免疫功能，有抗癌作用。

实验证明：常吃猕猴桃能抑制癌症基因的突变，阻止人体内致癌物的合成。猕猴桃还能通过保护细胞间质屏障，延长癌症患者生存期，尤其适合于肠癌、乳腺癌、膀胱癌、肺癌、宫颈癌等患者放疗后食用。

现代药理研究表明，猕猴桃根具有广泛的抗癌活性，对胃癌、肠癌、食管癌、肺癌和乳腺癌等癌细胞均表现出较好的药理作用。

有研究表明，提取猕猴桃根中的活性成分作用于人体肠癌细胞，可明显抑制大肠癌细胞的生物活性，大肠癌细胞密度降低，增殖变慢，细胞间接触变松，细胞质中颗粒增多，细胞脱壁现象和周围碎片增多，加速肿瘤细胞凋亡，促进细胞衰老，发挥抗癌作用。

猕猴桃可生食、制果酱等，或去皮后和蜂蜜煎汤服。对于肠癌患者，可用猕猴桃 100 克，鲜半枝莲 30 克，洗净共捣烂，加温开水 1 杯，滤取汁饮服。每天 3 次，可清热解毒。

猕猴桃偏寒凉，故脾胃虚寒、大便溏泻者，不宜多食。

石榴：涩肠止血

石榴，又称若榴，因花红若丹，故还有"丹若"和"火石榴"之名。因种子白莹澈似水晶，所以又冠以"水晶石榴"之美名。

现代研究认为，在癌症的发生和代谢过程中，多伴有新生血管组织的形成，为肿瘤组织的生长提供丰富的血液和氧分供应，因此，阻断癌组织新生血管的生成，是治疗一些实体瘤的一个有效手段。研究显示：石榴可抑制癌组织中新生血管的形成，对防治肿瘤，有积极的作用。

中医学认为，石榴果皮味涩酸，有涩肠止血、止痛之功效，主治久痢久泻、便血等症。如《滇南本草》指出石榴可："治日久水泻……又治痢脓血，大肠下血。"《本草纲目》称其可："止泻痢，下血。"可见，石榴在防治大便出血，包括肠癌引起的便血方面，有较好的作用。

如《普济本事方》中就描述了石榴的应用，将石榴焙干，研为细末，每次10~12克，米汤调服，可用于久泻、大便出血者。

因此，对于肠癌腹泻、大便出血者，不妨将石榴作为日常水果食用。红艳艳的石榴，籽粒饱满，寓意着喜庆，常食也是一种愉悦心情之法。我们临床也推荐肠癌患者平时多食点石榴，因为味道甘甜，患者也多愿意接受，有一定的辅助治疗效果。

荔枝：老人久泻者更宜

古人对荔枝尤为赞美，唐代杨贵妃嗜食荔枝，家喻户晓。

有文人曾作诗《枫亭荔枝》："不染烟霜肤更泽，独超尘劫气恒坚。根蟠苍虬疑掀地，焰发红云直透天。"可见对荔枝是大加赞美。

荔枝不仅味美，也极具药用价值。荔枝味甘、酸，性温，可养血健脾、止腹泻，是血虚及五更泻者的食疗佳品。因其味道甘甜，可开胃生津，有促进食欲之功效。

五更泻多见于黎明泄泻，肠鸣脐痛，泻后痛减，大便稀薄，四肢不温，腰膝酸冷，疲乏无力。多见于中老年人，老年肠癌患者，加之病久脾胃虚弱，消化能力减弱，易出现五更泻，长期腹泻导致体质更加虚弱，对患者康复极为不利。

对于此类患者，《泉州本草》指出，用荔枝干 5 粒，粳米50 克，煮粥食用，连服 3 次。也可加山药或莲子同煮。临床使用，颇有疗效，尤其适合于老年患者。

也可将荔枝 7 枚，大枣 6 枚，水煎服，止泻效果亦可。

众所周知，荔枝为温性水果，多食易上火，因此，建议每次食用不超过 10 粒为宜。

乌梅：涩肠止泻痢

乌梅，是梅的干燥成熟果实，也是一味药食两用食材。

中医学认为，乌梅具有敛肺、涩肠、生津的功效，常用于肺虚久咳、久泻久痢等症。

对于肠癌患者见腹泻者，可以将乌梅作为日常零食食用，其味酸、涩，不仅止泻，还可增进食欲，改善胃口。

酸梅汤是众所周知的夏日清热祛火的饮品，除此之外，还可将适量乌梅与沙参，加水，煎取汁液，稍加冰糖调服，对于辅助治疗肠癌腹泻，有一定的帮助。

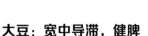

大豆及其制品

大豆：宽中导滞，健脾

大豆，俗称黄豆，起源于中国，在我国有几千年的食用历史，是主要的油料作物之一，其营养丰富而全面，故有"豆中之王"之美誉。

中医学认为，大豆可宽中导滞、健脾，用于食积泻痢、腹胀、食欲不振者。

大豆营养丰富，含有 35%～40% 的蛋白质，15%～20% 的脂肪，25%～30% 的碳水化合物，是植物性食物中含蛋白质最多者。大豆蛋白质是来自植物的优质蛋白质，其氨基酸组成接近于人体需要，可以弥补谷物中较为缺乏的赖氨酸，因此，平时饮食中建议谷类和豆类一起食用，整体的利用率会提高。

大豆不仅营养价值高，也有一定的抗癌作用。

如研究发现，大豆中含有肌醇六磷酸，肌醇六磷酸对肠癌、肝癌、胃癌、宫颈癌、乳腺癌、前列腺癌和胰腺癌等癌细胞的增殖具有抑制作用，并且对正常细胞没有毒性。

大豆皂苷经过水解可以成为大豆皂醇，研究表明，大豆皂苷对肝癌、肠癌、卵巢癌等具有抑制作用。

大豆虽好，在食用时，要注意以下几点：

（1）大豆中含有一定的棉籽糖和水苏糖，这两种糖不能被人体消化吸收，故过多食用大豆会引起胀气现象。可将大豆煮熟或磨成豆浆饮用，胀气现象会得到缓解。

（2）大豆中嘌呤较多，过多食用，会加重肾脏的负担。因此肠癌合并肾脏功能不好、尿酸偏高或痛风的人群，不宜多吃。

（3）建议每天食用大豆 20 克左右（差不多相当于一个成年人单手捧起的量）。

（4）建议平时以豆制品，如豆腐、豆浆、豆腐干等代替大豆，一方面豆制品更容易被人体消化吸收，另一方面，豆制品的嘌呤含量比大豆低，适合更多人食用。

豆腐：下大肠浊气，消胀满

豆腐，古称"黎福"，其味美、洁白养眼，保健功效彰著。

豆腐的蛋白质易于被人体消化吸收。其所含的不饱和脂肪酸高达 61%，且含较高的钙和镁，但仅含较低胆固醇，故对动脉硬化和心脏病等疾病具有很好的防范作用。

豆腐具有令人惊讶的抗癌效果。研究发现，东方人患肠癌、乳腺癌、前列腺癌的概率只是西方人的 1/4，研究者认为东方人喜食豆腐是其原因之一，因为黄豆蛋白中含有较多的异黄酮，异黄酮对抑制癌症有帮助。

日本有研究认为，若将大豆食品（如豆腐）加入到每天的饮食中，罹患直肠癌的概率比根本不吃大豆的人低 80%。

相比大豆，现在食用豆腐的人越来越多，《食鉴》指出，豆腐："宽中益气，和脾胃，下大肠浊气，消胀满。"因此，豆腐特别适合肠癌患者食用。

豆腐凉拌、红烧、炖汤等，都是不错的家常食用方法。

豆浆：通便利肠

豆浆是中国人非常喜爱的饮品，男女老幼皆宜。

中医学认为，豆浆具有补虚润燥、清肺化痰等作用，可用于虚劳、咳嗽、便秘、缺铁性贫血、痰火哮喘等症。《药性考》称其"清热下气、利便通肠"。

豆浆为高蛋白、低胆固醇的食物，研究表明，豆浆与动物蛋白食品合用，可提高蛋白质的吸收率。豆浆还可以使人的淋巴系统活跃，增强机体的免疫力。

豆浆中的蛋白质和硒、钼等都有很强的抑癌力，特别对肠癌、胃癌、乳腺癌有较好的疗效。据调查，不喝豆浆的人发生癌症的概率要比常喝豆浆的人高50％。

有研究者通过动物实验，研究豆浆饮品对小鼠健康的影响，发现豆浆降低了小鼠血液甘油三酯水平，且小鼠结肠癌细胞增殖活性得到明显抑制。

研究发现，豆浆是所有豆制品中胰蛋白酶抑制剂残留量最高的食品。有关实验测定发现：家制豆浆和市售豆浆中，胰蛋白酶抑制剂的残留活性在9％～12％，这对于预防癌症具有一定意义。近几年来，体外实验和动物模型研究均证实了胰蛋白酶抑制剂对于癌症发生过程的阻断作用及对癌细胞的直接抑杀作用。一项有关化学抑癌剂对结肠癌抑制效果的汇总分析证明：在160种化学物质中，一种来自大豆的蛋白酶抑制剂对偶氮甲烷诱导的大鼠结肠癌具有最大的抑制效果。因此，蛋白酶抑制剂有可能成为极有前途的化学抗癌剂。

临床中，我们对于肠癌患者，首推两种饮品——豆浆和茶。对于体虚的患者，我们多推荐饮用豆浆，每天1～2杯，每次200～300毫升。并提倡家庭自制健康豆浆，如将黄豆、黑豆、花生各适量，用水浸泡一宿，第二天早晨将泡了一夜的黄豆、黑豆、花生连同泡过的水，放进榨汁机里，榨汁。然后将此豆浆放入锅中加热至熟，即可。

对于肠癌体虚人群，用豆浆煮粥食，则较为补益。

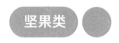

坚果类

芡实：慢性泄泻者最宜

芡实是睡莲科芡属的水生植物的成熟种仁，别名鸡头米、鸡头莲等。

中医学认为，芡实具有补肾涩精、健脾止泻、益气养血等作用。如《本草求真》中记载："芡实如何补脾，以其味甘之故。"

临床显示，肠癌患者多食用芡实，对改善脾虚、腹泻症状，有一定的帮助。

如芡实糕，对肠癌见慢性泄泻者，就具有较好的作用。取鲜芡实 1000 克、糯米粉 250 克、白糖 100 克。将芡实放入锅内加水煮熟后，去壳晾干后研成粉末，同糯米粉、白糖一起加水拌和均匀，揉成粉团，然后装入模具制成芡实糕，蒸熟即可。也可以将芡实烘干后脱壳磨成粉，与蒸熟的山药、蒸熟去核的红枣泥、陈皮粉和白糖揉和在一起，做成糕块，上笼蒸熟即成。

用芡实、莲子、淮山药、白扁豆等磨成粉末状，每次取30 克，与粳米共煮成粥食用，可以辅助治疗肠癌见泄泻者。

莲子：补而不峻

莲子是睡莲科水生草本植物荷花的种子，始见载于《诗经》。《本草纲目》谓其："莲之味甘，气温而性涩，清芳之气，得稼穑之味，乃脾之果也。"莲子被称作是"补而不峻""防燥不腻"的良菜佳品，可治泄泻、久痢等症。

有研究发现，莲子提取物具有抗氧化作用，可降低体内自由基含量和抑制癌症。

莲子高温处理后易形成抗性淀粉，抗性淀粉的功能类似水溶性膳食纤维，对肠道菌群具有调节功能，可帮助减少癌症，包括肠癌的发生。

在食用方法上，除了莲子粥以外，莲子也可与大枣、百合、枸杞子、芡实、糯米等煮粥，如百合莲子粥、莲子芡实糯米粥等。

茯苓莲子饼：茯苓、莲子肉各 20 克，面粉 100 克，白糖适量。将茯苓和莲子肉研成细粉，与面粉、白糖共调成糊，以微火在平底锅中摊烙成薄饼，可作为早晚餐，食用小米粥时搭配本品食用。茯苓莲子饼有健脾补中之功效，可用于心脾两虚、肠癌见泄泻者，食之有良效。

莲子可涩肠止泻，故大便燥结者勿用，特别是年老体弱者，因阴虚内热，肠枯血燥引起的大便燥结，不应使用收涩伤阴之品。

核桃：润肠通便

核桃营养极其丰富，历史上就有"万岁子""长寿果""养生之宝"等美誉。

中医学认为，核桃为补肾佳品，具有润肠通便、固精强腰、温肺定喘的作用。

美国研究人员发现，核桃比起其他坚果，含有更多的抗氧化物及多酚类物质。抗氧化物可以保护细胞免受自由基的伤害，避免癌症和其他健康问题。

英国《每天邮报》报道，有研究者将 18 名健康成年人分成两组，其中一组每天食用 42 克核桃仁，连续 6 周。发现可以显著减少胆汁酸含量，降低胆固醇水平，有助于预防心脏病和肠癌。

核桃的脂肪含量较高，但以多不饱和脂肪酸为主，可降低人体低密度脂蛋白，有助于控制总胆固醇水平。因此，每天适量食用核桃有助于降血脂，特别适合肠癌伴有高血脂的人群。

建议肠癌患者每天食用 10 克左右，相当于核桃 2～3 个。

如今市面上的混合坚果备受人们欢迎，迎合了很多人对坚果多样化的需求。其实家庭自制混合坚果，是一种安全便捷的办法。制作时，可选择坚果如核桃仁、腰果、榛子、花生、南瓜子、松子、杏仁等，果干则可以选择蔓越莓干、葡萄干、蓝莓干等。将各种坚果洗净晾干，烤熟烤香，每次制作时可选择 5～6 种坚果或果干进行混合，将每份混合坚果的量控制在 10 克左右，装入小袋中，每次食用时取一小袋即可。

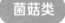

菌菇类

食用的菌菇类是近几十年来最被看好的健康食品。日常食用的菌菇类包括香菇、蘑菇、平菇、草菇和猴头菇等，营养价值高，含有丰富的蛋白质、各种维生素和矿物质。

几乎所有的菌菇类都具有提高免疫力的功效。各类食用菌中含有丰富的酶及多糖等活性物质，参与人体多种代谢反应，并可提高巨噬细胞的吞噬能力及淋巴细胞、抗体、补体的水平，诱发干扰素的产生，发挥防癌抗癌的作用。

菌菇的真菌多糖主要存在于真菌子实体、菌丝体和发酵液中，研究表明真菌多糖具有抗肿瘤、增强免疫力、抗病毒等多种作用，尤其在抗肿瘤方面，真菌多糖可通过直接或间接途径来抑制肿瘤细胞增殖并诱导其发生凋亡。

如研究发现，蘑菇提取物具有一定的抗癌功能，并能使人体免疫系统有效抵御癌细胞之侵袭，激发人体网状内皮系统释放干扰素，阻止癌细胞生长。药用蘑菇还可减少放疗和化疗的副作用，提高晚期癌症患者的生活质量。

灵芝是一种名贵的珍稀中药，被广泛用作功能食品及传统药物。灵芝可以通过影响脂质相关的代谢通路来发挥其抗肿瘤作用。灵芝含有三萜类化合物，不仅能有效抑制癌细胞的生长，而且它对机体并无明显的毒副作用，有效降低了对正常细胞的影响。

黑木耳：促进胃肠蠕动

黑木耳色泽黑褐，可素可荤，被誉为"素中之荤"。

黑木耳中含有丰富的纤维素和植物胶原，这两种物质能够促进胃肠蠕动，促使肠道脂肪和有毒物质被及时清除和排出，起到防止肥胖和便秘，以及预防直肠癌及其他消化系统癌症的作用。

黑木耳是补血能手，对于肠癌因治疗导致的贫血，我们常常推荐一款补血方，疗效颇佳。取黑木耳 6 克（干品）、红枣 10 枚，两者加水共煮，加红糖调味。

对于大便干燥的患者，建议可用木耳 5 克（干品）、柿饼

30克，同煮烂食用，可缓解便干现象。

香菇：天然的免疫增强剂

香菇乃食物中之珍品，被古人誉为"素食之王"，香菇的营养成分极为丰富，味道无比鲜美，是益寿延年的上品。

科学研究表明，香菇多糖具有显著的抑制肿瘤活性和提高人体免疫功能的作用，其主要成分含甘露聚糖肽，还有多种糖分和各种氨基酸，被确认为是 T 淋巴细胞的特异性免疫佐剂，能增强对抗原刺激的免疫反应，使受抑制的辅助性 T 淋巴细胞的功能得以恢复，有较好的抗肿瘤作用，是公认的天然免疫增强剂。

临床上，患者在接受化疗时，膳食中多食用香菇，具有减轻化疗药物毒性、缓解症状和纠正微量元素失调等作用。肠癌手术后，在可以进食的情况下，多食用香菇，有辅助防止癌细胞转移的作用。这是由于香菇多糖能使患者血清中的某种蛋白成分增多，而这种蛋白成分，能够促进淋巴母细胞的转化，从而促进肿瘤的消退。

香菇的食法很多，可以与鸡鸭鱼肉相配；可以炒、烧，也可以煮、炖；既可以做成美味的菜肴，也可以做成可口的靓汤。经常食用的有香菇菜心、香菇冬笋、香菇炖鸡、香菇肉片、香菇豆腐等。

香菇虽是好东西，也不可过量，腹胀胸闷者不宜多吃。香菇中含嘌呤较高，高尿酸血症及痛风患者不宜多食。

鱼肉蛋白质含量高、易消化，含有人体所需的 ω-3 脂肪酸等不饱和脂肪酸。海鱼中的二十碳五烯酸（EPA）及二十二碳六烯酸（DHA）是益智、提高视力及预防心脑血管疾病的活性物质。现代人心脑血管疾病高发，但因纽特人和日本渔村的居民寿命却很长，心脑血管病的发病率也很低。研究发现，这与他们进食较多的海产品，因而摄入较多的 EPA 和 DHA 有关。

鱼类：ω-3 脂肪酸显奇功

鲫鱼肉质细腻，营养价值很高，含有丰富的蛋白质、钙、磷和铁等矿物质。临床上，对于肠癌患者，可以吃点鲫鱼汤等。

带鱼又叫刀鱼、牙带鱼，营养丰富，含蛋白质、脂肪、多种不饱和脂肪酸、丰富的维生素、钙、磷、铁、碘等成分。鱼鳞中含 20%～25% 的脂肪、蛋白质和矿物质。常食带鱼很有裨益，尤其是肠癌患者。建议以清蒸为宜。

美国科学家发现，肠癌患者食用含有大量 ω-3 脂肪酸的食物，如金枪鱼、鲑鱼等深海鱼，有助于提高癌症患者的生存率。研究者选取了 1659 名肠癌患者的资料，其中 169 人因肠癌致死。分析显示，在确诊为肠癌后，每天至少从深海鱼中摄取 0.3 克 ω-3 脂肪酸的人，死亡可能性比摄取量不足 0.1 克的人低 41%。

一项鱼类消费量与肠癌相关性研究中显示，多食鱼肉可降低肠癌发病率和死亡风险，这与鱼类中 ω-3 脂肪酸具有抗肿瘤活性有关。

海参：好东西，但不宜过量

海参，是中国人熟悉的海味珍品。现代科学研究显示，海参含粗蛋白、黏蛋白、糖蛋白、粗脂肪、糖类、钙和铁等营养成分，是一种高蛋白、低脂肪的食物，而且含胆固醇极低，因此常食对高血压、高脂血症和冠心病患者较为适宜。

海参中的海参皂苷对某些癌细胞有一定的抑制作用。另外海参中含有丰富的黏多糖，经试验证明其能抑制癌细胞的生长和转移，故海参也是抗癌佳品，可用于肠癌、肝癌、肺癌、胃癌、鼻咽癌、骨癌、卵巢癌、乳腺癌、脑癌及手术后患者的治疗。

现在食用海参很风靡，但因其蛋白质含量很高，很容易因营养过剩而引起一些富贵病，包括癌症。如果癌症患者想要食用，最好一周内不超过 2 头为宜。

海藻：防癌保健奇蔬

海藻，是生长在海中的藻类，有"海洋蔬菜"之称。海藻不仅营养丰富，而且有独特的防癌作用和多种保健功能，故被人们称为"防癌保健奇蔬"。

从氨基酸构成看，海藻蛋白质中蛋氨酸和胱氨酸都极为丰富，一般动物性食品和大豆中的蛋白质却缺乏这两种氨基酸，所以海藻和动物性食品，以及豆类食物搭配食用，既去油腻，又可提高蛋白质的生物利用率。如海带炖肉、黄豆海带汤、紫菜蒸鱼等，被列为最富营养的高蛋白菜肴。

近年来，人们不断从海藻中发现多种具有防癌抗癌、抗细菌、抗病毒、抗凝血等功能性物质。

中国台湾有学者研究发现，全素食者多食用绿藻、海带、裙带菜、海洋真菌等来补充 EPA 和 DHA 的不足，可降低血液凝集或癌症的发生率。

海带：软坚散结助消瘤

海带是一味药食两用的食材，又名昆布，属于富碘食物，素有"碱性食物之王"的美誉。现代研究认为，海带有降血压、降血脂功效，故患高血压、动脉硬化者宜常食海带。

《名医别录》称海带"主十二种水肿，瘿瘤，聚结气，瘘疮"。海带具有化痰、软坚散结的功用，临床常用于癌症治疗，有一定的抗癌作用。

日本科学家对移植了癌细胞的老鼠进行实验，将海带精制成粉剂用来饲养小白鼠，结果表明海带有较好的抗癌作用，特别对肠癌有效。

海带对抑制大肠癌有较明显的效果，抑癌成分主要是硫酸多糖类中的一种岩藻多糖成分，此成分存在于海带的黏液中。

另外，有研究认为，海带中的胶质能阻止人体吸收铅、铬等重金属，并促使体内放射性元素及时排出，从而防止便秘，减少诱发癌症的机会。

需要指出的是：沿海地区，如浙江、江苏、上海、福建一带，因居民食用海产品较多，加之食用碘盐，使得这些地区的人群饮食中不仅不缺乏碘，甚至有碘过量趋势。因此，对东部富碘的沿海地区，或患有甲状腺肿块者，不宜吃海带，包括紫菜、海蜇等海产品，甚至要食用无碘盐。

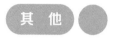

其　他

酸奶：调节肠道菌群

酸奶，又称为发酵乳，是指以生牛（羊）乳或乳粉为原料，经杀菌、接种嗜热链球菌和保加利亚乳杆菌等发酵制成，并且要求蛋白质含量≥2.9%的发酵乳产品。

有关酸奶的抗癌作用已有诸多的研究。酸奶的抗癌作用是通过其中的乳酸杆菌菌体细胞成分（主要是细胞壁）激活免疫活性产生的。被激活的巨噬细胞、天然杀伤细胞和嗜中性粒细胞等对癌细胞具有杀灭作用。另外，被激活的巨噬细胞中的白细胞介素-1，还能在癌细胞周围诱发产生具有杀灭癌细胞作用的 T 淋巴细胞，从而使特异性免疫反应获得增强。

发表于 *Gut* 杂志的一项研究发现，每周吃两份及以上酸奶（一份酸奶相当于 170 克），可能有助于降低男性结肠腺瘤的风险。另一项研究结果显示，与从不喝酸奶的男性相比，每周喝两份及以上的酸奶者，患普通腺瘤的可能性低 19%。

酸奶都是冰箱冷藏保存，因此温度较低。从冰箱里拿出来后，建议在室温下放一会儿，等酸奶温度适合后再饮用。

绿茶：茶多酚辅助化疗显成效

茶叶是世界三大饮料之一，在我国拥有数千年的历史，一直被当作一种文化传承而存在。

茶叶中含有丰富的茶多酚，其含量占干重的 $20\%\sim35\%$。茶多酚是以儿茶素为主体的多酚类化合物。动物实验表明，以二甲基肼诱发的肠癌为模型，茶多酚可抑制变性隐窝病灶的形成，降低肠癌的发生率。

临床研究结果显示，茶多酚作为一种化疗辅助药，对放化疗患者的细胞总数有明显的保护作用。

绿茶能够阻断细胞增殖，绿茶提取物能够通过抑制新血管的形成来抑制肿瘤生长。一项纳入 10 万名研究对象的大型肿瘤筛查研究结果表明，绿茶可以降低肠癌、卵巢癌、前列腺癌等的发病风险。饮用时加入一点柠檬汁，可进一步增强人体对绿茶中抗癌成分的吸收，起到事半功倍的效果。

茶叶含有的表没食子儿茶素没食子酸酯（EGCG）可明显抑制结肠癌 HT-29 细胞的生长，其可能机制与丝裂原活化蛋白激酶（MAPKs）信号传导通路有关。

茶叶不仅抗癌，也是降血脂高手，并有助于降低尿酸，改善痛风等。多项研究报告都指出，茶叶中的儿茶素，可抑制尿酸生成，进而改善血中尿酸浓度，预防痛风发生。

饮茶虽好，但方法有讲究。首先饮茶量要适当，每天饮茶量应在 12～15 克，以分 3～4 次冲泡为宜。其次不宜大量饮浓茶，否则可使心跳加快，血压升高，引起失眠等。

生姜：减轻肠道炎症反应

生姜是一味药食两用的传统中药，其味辛，性微温，有发表散寒、温中止呕、温肺止咳的功效。

生姜的抗癌作用，近年来也得到人们的关注。动物研究显示：用生姜喂食小白鼠，可消解大肠内可致肠癌的化学物质，避免肠癌的发生。

美国明尼苏达大学的研究人员用生姜提取物在接种了人类结肠癌细胞的小白鼠身上进行试验，结果发现，在植入癌细胞15天后，15只接受生姜治疗的小白鼠体内，癌细胞明显受到抑制，只有4只小白鼠体内发现了肿瘤；而未接受生姜治疗的小白鼠中，则有13只体内发现了肿瘤。

另外一项研究中，研究人员随机分配30名健康成人，每天在吃饭时服用含有2克姜根粉末的胶囊或安慰剂，在此期间不服其他任何药物，共4星期。研究前后，分别从参与者的结肠内壁取样，检测会增加肠道发炎的二十碳酸含量。结果发现，姜能减少肠道组织中炎症标志物的含量，降低炎症反应。而持续的发炎和肠道组织的慢性炎症与癌前病变或癌变息肉等的进展息息相关。

有研究者发现，生姜对于癌症患者化疗引起的呕吐，有很好的止呕效果。研究者在小鼠肿瘤模型上探索了芦根和生姜组合物的抑制肿瘤作用。结果证明姜芦组合物有抑癌作用，并可减少抗癌药顺铂引起的呕吐反应。

何裕民教授临床非常喜欢用生姜，尤其是见淡白偏寒苔，时有胃肠寒象者，每每嘱咐晨起一两片生姜，可醋泡，或者稍微腌制一下（如放在淡酱油里浸泡片刻），早餐时吃，常吃既可抑癌，又有暖肠胃之功。

食用时，也可以直接嚼食生姜，也可以将生姜与其他食物共烹制食用。

肉桂：肉桂醛可有效抑制肠癌

肉桂是一味常用的中药，也是家庭常用的调味品，可以增味、防腐。

肉桂醛是从肉桂中提取的一种复合物，是使肉桂呈现独特香味的关键物质。美国亚利桑那大学的学者研究发现，肉桂醛可有效抑制肠癌。研究人员通过大鼠实验发现，添加肉桂醛的食物可以降低大鼠肠癌风险，该物质可增强大鼠细胞自我保护能力，通过解毒和修复等作用，有效应对致癌物。

五

走出饮食误区

患癌后，很多患者和家属往往手足无措，导致病急乱投医、病急乱投食。由于缺乏科学的饮食指导，很多患者在饮食上往往很盲目，听信坊间传言，由此而引发的悲剧不在少数！因此，远离饮食传闻，接受科学的饮食指导，以正视听，是广大患者的当务之急，非常关键！

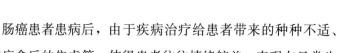

"饭怒"的后果很可怕

肠癌患者患病后，由于疾病治疗给患者带来的种种不适、对疾病愈后的焦虑等，使得患者往往情绪较差，表现在日常生活中会出现不配合治疗，对家人发脾气，对饭菜挑剔等现象。

2018 年 3 月，有位 48 岁的患者，赵女士，肠癌术后两年，胃口差，吃不下饭，还时常便秘。这本来是一个术后很常见的现象，但仔细询问，才发现赵女士这些消化道不适症状有其自身原因。她女儿说，她母亲常常在吃饭的时候发脾气，菜太咸会发脾气，饭太软也发脾气。笔者一想，这不正是"饭怒"吗？

"饭怒"一般是指在吃饭的时候，带着不良且难以控制的情绪。这是个非常不好的饮食习惯，特别是对于消化道癌症的患者，吃饭时生气，情绪不好会引起交感神经兴奋，使胃肠消化吸收功能减弱。摄入进去的食物不易消化，容易造成积食、便秘以及胃口不好的问题。

何裕民教授通过 40 余年的肿瘤临床治疗，提出"医、药、知、心、食、体、社、环"八字方针，打组合拳治疗肿瘤，临床疗效颇佳。其中患者的良好心理状态对肿瘤的治疗和康复至关重要！对于患者出现情绪不良的现象，家属要给予理解，通过多种积极有效的措施，对患者进行开导，帮助其调整情绪，促进康复。

饮食清淡≠吃素≠无油

很多时候，人们会认为患肠癌与平日饮食过于肥甘有关。据此，很多人认为吃得越好（指动物食物吃得多），越容易患肠癌。往往医生也建议肠癌患者要饮食清淡，少吃肉，所以经常会遇到饮食过分偏素的患者。殊不知这样的做法往往对肠癌的康复不利。临床上就遇到过一个比较惋惜的病例。

2013 年，和朋友吃饭偶然谈起了一名 61 岁的林奇综合征结肠癌患者，女性，务农，个子不高，瘦弱，保持吃素的饮食习惯已经有 32 年。确诊后在食物选择上更加严苛，甚至连很多蔬果也被排除在外，到最后每天的食物来源种类就三样：青菜、玉米和米汤，烧菜几乎不放油。手术后的伤口感染也一直反反复复，几乎三天两头往医院跑，体重3个月内持续直线下降到仅有40千克。因为反复往返医院治疗，营养摄入严重不足，免疫功能低下。医生实在没办法，建议暂缓第二次化疗，结果1个多月后便听到了她不幸去世的消息。

曾有患者对笔者说："我饮食很清淡了，天天就喝粥，吃青菜、豆腐，一点肉和油都不吃的。"笔者发现，原来很多人对饮食清淡都理解错了。

"饮食清淡，多吃点素"是指不要将食物过度烹饪，尽量保持食物的原味，做到食物选择多样化和营养均衡。"清淡"二字主要表现在烹饪方法和调味料的选用上，而不是食物的种类上。

在临床中，何裕民教授一直提倡患者要饮食清淡，但对清淡，他提出了饮食四少三原则。四少：做菜的时候少油、少盐、少糖、少调味品。三原则：每天的食物种类丰富、粗细粮搭配合理、荤素搭配。以蔬菜、水果、豆制品、粗粮为主，适当添加鸡肉、鱼肉、鸭肉等脂肪含量较少的动物性食物。

而像上面这位几乎天天青菜、玉米和米汤，烧菜几乎不放油的做法，会使得患者发生营养不良，不仅不利于治疗和康复，甚至还会出现严重后果。

当然有些患者会说，天天荤素搭配做饭菜，比较费时间，有没有比较简便的方法。吃面比较简便，但也可以做得营养丰富。如面条里加青菜的时候，可以丢几块猪肝或者瘦肉片，加个鸡蛋，然后再放几块西红柿、木耳和香菇，加上1～2克的盐，出锅的时候再滴上5～6滴芝麻油或者橄榄油提提香味。这样一顿饮食清淡的饭菜就搞定了。

所以，饮食清淡不是苦行僧，不是天天不吃油，不吃肉。少吃是吃多少的问题，绝不是一口不吃。在膳食均衡的前提下，合理烹调和搭配，这样才能对治疗和康复有利。

膳食纤维吃得越多越好吗

膳食纤维按照它的溶解性分为可溶性膳食纤维和不可溶性膳食纤维，可溶性膳食纤维可溶于水，人们经常听到的果胶、树胶，就属于可溶性膳食纤维。它具有促进肠内有益菌双歧杆菌生长，防止肠道黏膜萎缩，维持肠道微生物平衡与健康的作用。不可溶性膳食纤维具有很好的促进肠道蠕动，缓解便秘的作用。

虽然大部分的肠癌膳食建议中，都指出要摄入充足的膳食纤维，但这"充足"两字往往表达得非常模糊。又因为膳食纤维可以通过多种方式抑制致癌物质对细菌的作用，减少肠癌的发生与复发，所以患者往往就认为吃得越多越好。

其实不一定！

有研究显示，以肠道不适，如腹泻、腹胀、腹鸣等症状为观察指标，每天45克的麸皮类膳食纤维可引起多数人不适。什么是麸皮类膳食纤维？一般在生活中常见于谷物中，如燕麦、大麦、玉米麸等。并且根据研究显示：过量的膳食纤维对肠道的不良影响，在没有经过加工的植物性食物为主的情况下也有发生。过多摄入膳食纤维（75～80 克/天），会引起胃肠胀气和腹胀，特别是对于放射性肠炎的肠癌患者，以及具有不完全性肠梗阻的患者，膳食纤维不仅不能摄入过多，还要适当减少。除此之外，摄入过多还会减少矿物质在小肠中的吸收，造成营养素的流失。

因此，我们建议肠癌患者，膳食纤维正常的摄入量在 25～30 克/天，可以通过充足的食物来获取，并且不会出现过量的问题，如每天吃 200 克菠菜＋100 克荠菜＋50 克大豆＋50 克猕猴桃＋100 克小米，可以满足一天对膳食纤维的需求。当然，食物种类有很多，并不需要局限于某一种食物，搭配合理最关键。

都是滥补惹的祸

肠癌患者体质虚的问题很常见，经常有患者问笔者关于补品的问题："冬虫夏草能吃吗？""白细胞偏低，能吃蛋白粉吗？""燕窝能吃吗？""人参、鹿茸能吃吗？"

其实补品到底是否有益，古人早就给出了答案。如清代《医学源流论》就曾指出补参的利弊："人参用之而当，实能补养元气，拯救危险；若用之不当，将邪气尽行补住，轻者邪气永不复出，重者即死矣。"其实不止是参类补品，蛋白粉、冬虫夏草、燕窝等都是如此，用得合适，强身健体，不然，则适得其反。

之前偶然遇到一位肠道原位癌患者，36 岁，男性，经过手术和化疗，因复发转移前来寻求帮助。他爱人解释：术后一直胃口不好，吃不了多少饭菜，又因为患者的兄弟姐妹比较多，经常会送来各种各样的补品，想着都是比较大补的食物，所以每天都会给他吃上一些，但没想到身子没补好，反而转移了。

这种例子太常见。另一则案例也能说明问题！

有位患者家属告诉笔者，她丈夫患直肠癌，接受了化疗，有高脂血症，体型偏胖，现在胃口不好。她问笔者："别人送了很多补品，其实，对于这些补品，我们也搞不懂它们有什么作用，不过补品嘛，总觉得肯定是补的！扔了也可惜。所以就给他吃了，怎么吃了后体力可以，但癌症却这么难以控制呢？补品到底能不能吃呢？"

其实，答案一目了然。肠癌本即营养过剩引起，再给予补品，不是火上浇油吗？怎么能够帮助控制病情呢？

所以，一是不要迷信贵重补品，其实补品的营养价值并不比日常普通食物高。二是不要有攀比之心，只要某种食物适合自己食用，肠道功能能够正常吸收，就是适合自己的。三是只要身体恢复健康，无需选择额外的补品来强身。否则，有的时候除了加重病情外，无任何好处。

注射营养液，可以不用吃饭了吗

肠癌患者，尤其在出现营养不良或食欲不振、吃不下饭的情况下，注射营养针十分常见，这在医学上属于肠外营养范畴。而有的患者会认为，只要注射营养液，不吃饭也没问题。

营养液最开始是帮助无法经口或者胃肠道摄入食物的患者补充营养的，但随着医学营养的不断发展，也逐渐在吃不下、吃得少、食物摄入不均衡甚至体型消瘦的患者中使用。

如果长时间只注射营养液，而不吃饭，会怎么样？最直接的影响就是出现胃肠道问题。临床上有句话：If the gut works, use it!（只要肠道能用，就用它）也就是人们常说的：用进废退！如果我们长时间让肠道闲下来不去用它，不发挥它的作用，一方面肠道的功能会渐渐退化；另一方面肠道内有益菌得不到外来的营养，易造成菌群失调、功能紊乱，还会时常并发胆汁淤积和胆结石。这对于本来肠道就有问题的患者来说，更是雪上加霜！

所以经口进食，一是有利于消化道发挥正常功能，促进肠道蠕动；二是有助于维持肠黏膜细胞的结构与功能，保持肠道有益菌的正常生长，防止发生肠道菌群失调。

因此，在营养不良、医学上界定肠道无法发挥作用时，短时间可以注射营养液。但认为可以长时间使用，而不吃饭，这种方式不可取！

这里，提供一个原则给大家，就饮食调整而言，能够自我通过摄食解决的，尽可能不用输液/肠道注入等方式，也就是说，能够自己吃下去的，最好不用其他途径！

饿死癌细胞而酿成的悲剧

　　李女士是一名结肠癌中期患者，经过手术治疗后一直恢复得不错。李女士在网上偶然浏览到一篇文章，标题为"饿死癌细胞"。她觉得文章里的内容有点信服力，而且有案例和具体方法，所以她大胆地尝试。此后，她每天只吃一餐，其余时间全靠喝水来扛，最主要的问题是仅有的那一餐吃得也很单一。这样坚持两个月后，当见到她的时候，她已经瘦得皮包骨了，出现了严重的营养不良。虽然她最终认识到自己犯了大错，但因长期营养不良造成的恶液质已让她无法再承受药物的治疗，不久后就去世了。

多么惨痛的悲剧！

　　如今网络发达，癌症饮食"科普文章"到处都是，但由于一些商家的误导以及患者医学知识的匮乏，像李女士一样因一知半解而付出惨痛代价的例子，时有发生。

　　其实"饿死癌细胞"的言论一直在网上不断流传，尤其是近两年关于这方面的饮食研究越来越多，更是将这个传言顶上热潮。癌细胞真的可以饿死吗？吃得好，营养充足了，真的就促进癌细胞生长吗？当然不是！

　　首先，肠癌患者少吃食物甚至不吃食物是完全荒唐的做法。然而调查显示，有40%的中年受访者赞同这一观点，其中年龄60岁以上的人群高达22%。

　　癌细胞的生长和繁殖都非常快，即使我们不吃东西，它也会去抢夺我们身体内其他正常细胞的营养，直到没有任何的营养可以吸取才会停止。但这个时候，身体其他健康的细胞和器官也会因为没有营养提供而停止生长、繁殖和工作，最终走向衰竭。所以，吃和不吃，癌症细胞都会生长，相反不吃可能会影响我们的正常细胞，影响癌症的康复。

其次，吃得少或者不吃，癌症细胞会不会就会长得慢一点？癌细胞的生长是靠血管来供应营养的，吃得多或少对血管没有影响，不管我们少吃还是多吃，血管都会不断地通过其他体内营养给癌细胞供养分。所以，吃得少或者不吃，不会影响癌细胞的生长速度。

最后，医学上还没有临床人群大数据能够证明饿死癌细胞的正确性。但提高免疫力是癌症患者抵抗癌症的首要前提，摄入营养是提高免疫力的最基本方法之一，这两点不可反驳，所以正确认识新观点，对癌症康复很重要。

营养不良能喝葡萄糖吗

"营养不良喝葡萄糖有用吗？"这个问题是笔者最近在一位患者的咨询中听到的。

可以说，几乎不管用！

因为治疗的原因，肠癌患者出现的胃口差、恶心、呕吐、腹泻等症状会直接减少营养的摄入和降低肠道吸收的能力，最终造成体重下降、消瘦的问题，严重的甚至出现恶液质。所以，患者需要摄入营养去改善身体状态，但靠葡萄糖不可能解决问题。

葡萄糖是什么？它是一种能快速给身体提供能量和体力的营养素，米饭、面条、馒头等主食经过人体消化吸收后会产生葡萄糖。现在市场上，有很多葡萄糖粉或葡萄糖补充产品，如果我们长时间或者过多地将这些纯度高的葡萄糖当作营养补充的话，一方面会造成胰岛功能异常，胰岛素分泌过多，造成高胰岛素血症或出现胰岛素抵抗。另一方面会激发体内的炎症反应，促使体内细胞恶变。所以，如果想要靠葡萄糖液或者葡萄糖粉来补充营养，弊大于利！

营养不良的最根本原因是营养素的摄入不均衡。我们可以通过正常的食物摄入，合理搭配，食物种类多样化，不要过多地忌口，选择多种颜色的蔬菜和水果，适当地补充鸡蛋、鸡肉、鸭肉、鱼肉等方式，增加营养。还可选择植物蛋白含量高的食物，如大豆及豆制品、坚果等。如果是恶液质患者，可以遵循专业人士的建议，适当补充口服营养补充剂。

肠癌与"发物"有关吗

"癌症复发与发物有关吗？"这一直是患者关心的问题。

发物一词主在"发"这个字，很多患者认为，发物具有"诱发、助发、引发"的意思，故认为吃所谓的发物就会加重病情，让已经控制的癌症复发。

我们经常听到患者提到一些"发物"，如牛奶、花生、芒果、公鸡、南瓜、虾、蟹、竹笋、韭菜等。如有的人喝牛奶会拉肚子、吃芒果嘴巴会肿、吃虾会哮喘或起荨麻疹，有的甚至还有发热的症状，这其实是过敏。若从中医古籍记载看，发物诱发的疾病大多数和过敏或者感染性疾病有关。现在很多人属于过敏体质，当他们食用这些食物后，食物中的某些特殊物质在体内被吸收后，身体产生了一种免疫反应，导致身体出现皮肤或者肠道等症状。

而癌症不是过敏性疾病，它发病的原因不是过敏，所以与发物无关！

有些患者以前对牛奶不过敏，但现在一喝牛奶就出现拉肚子的现象。还有些患者食用肉类等高蛋白高脂肪食物后，出现腹胀、便秘等问题，尤其在一些接受过放化疗的患者中，更是常见。这往往与胃肠功能紊乱，肠道菌群失调，加上治疗中药物的副作用，造成体内一些消化酶的减少或者丢失，导致对食物不耐受有关。这种情况只需要服用一些消化酶就可以解决了。

20世纪90年代末，何教授治疗过一位中国台湾的老太。她先生是当时某公司的总经理，她跟着先生到中国大陆来，病情控制不错后，她开始向何教授诉苦。她说："何教授，我原来生活在新西兰，特别爱吃鱼，但现在都不能再吃了，一吃就拉肚子，人们也常说鱼容易'发'。"何教授给她支了小小的一招：建议她每天用点助消化的多酶片。因为患者化疗后，消化道分泌消化酶的功能下降了，补充酶制剂往往有助于消化吸收。她吃了没几天后，就兴奋地告诉何教授：我吃鱼再也不拉了！身上也不痒了！

因此，对于类似这样的情况，适当调整一下就可以了。调整的办法有3点：

（1）中医药调整。

（2）少吃高蛋白、高脂肪的大鱼大肉，吃的东西尽可能煮烂些。

（3）补充消化酶制剂，如多酶片等。

别迷信甲鱼

肠癌患者不管在治疗期间，还是康复期间，吃甲鱼的人比比皆是。

> 有这样一位患者，2011年夏天查出结肠癌，兄弟三人，没有家族史。患者患病前开了一家工厂，整天忙着做生意、喝酒应酬，很豪爽的一个人。用他的话来说，生意人嘛，应酬是少不了的。后来检查患了结肠癌，到南京一家三甲医院做了肠癌根治术、化疗，一切都较顺利。化疗期间，很多患者胃口不好，恶心、呕吐，吃不下东西，但这位朋友胃口仍然很好，比照顾他的家人胃口都好，每顿都能吃一大碗饭，除了不敢喝酒，其他荤菜样样都吃。家属看患者胃口好，就隔三差五地给他做甲鱼吃。2012年年初，患者感到右上腹疼痛，因急性胆囊炎住院，住院后发现患者肛周有小结节，后行PET-CT检查，结果发现了转移病灶。

在肠癌患者中，有这样认识误区的人有很多，要引起重视！

虽然患者需要营养，但由于癌症在侵蚀人体的过程中，严重破坏了人体各个器官的功能，使患者的味觉减退，食欲下降，消化功能很差。这时候如强迫患者多食甲鱼以补身体，不但不能消化吸收，还会加重胃肠消化吸收功能的障碍，进一步加重厌食，实是欲速则不达，反而有害。

有人认为，甲鱼可以补白细胞，但是临床上化疗后很多人因消化功能差，硬着头皮吃甲鱼，却引发了严重的消化功能障碍。肠癌属于"富癌"，富营养化更是其蠢蠢欲复萌之沃土。

因此，无论从临床角度和研究角度，都表明患者不能乱补甲鱼，因乱补出乱子，甚至丧命的不在少数，不可不慎！

管不住嘴，丢了性命

一位马来西亚的老华侨，1994 年确诊为肠癌肝转移；转移到肝部，已有 4 个病灶。在中医药治疗之前，已在美国、中国香港等地花了几百万美元，控制不好。无奈之下，1996 年专程来上海找何裕民教授。通过中医药调整后 4 个病灶已经控制得非常好。一家人对何教授非常感激，1999 年他们邀请何教授到菲律宾去观光旅游。当时，他的病情已经稳定了 3 年。在菲律宾，他向何教授提出了一个要求：因为他原来是经商的，很忙。现在太无聊了，只能每天早晨在早茶店和朋友聊天。他们都能喝酒，他也很想喝点酒，不多喝，每天只喝一两（50 毫升）！行吗？鉴于老人情恳意切，真的令人同情，故何教授就同意了。开始，他真的一天只喝一点红酒；过几天后，可能因为没有什么不舒服，他就开始喝得越来越多了；半年以后一天一瓶了。一天一瓶后再过了四五个月，也就是答应他喝酒后的 10 个月，肝内病灶又开始快速长了。这个时候他紧张了。再次急急忙忙飞来上海，加强中医药调整。结果功亏一篑，没解决问题。从开始喝酒，到他去世，前后正好一年。孝子哭得万分伤心……

很多患者在治疗期间，饮食管控很严，严格遵从医嘱，不敢有半点闪失。一旦癌症控制稳定，有些患者及家属就想着多吃点，多补点，饮食开始无所顾忌，甚至"放飞自我"，想吃啥就吃啥。有的像这位老华侨一样，好不容易把癌症控制住，因患者思想松懈，贪食一些我们反复强调不能碰的食物或烟酒，最后丢了性命的，不在少数。

因此，管住嘴，是癌症患者深深的感悟和总结，必须牢记！而且，酒精不管多少，对癌症患者都是有害的。

海鱼能吃吗

上海、江浙一带是肠癌的高发地区，这些省市由于处于沿海地区，鱼类、海产品资源丰富，因此人们往往比较喜欢吃鱼和各种海鲜。但不少肠癌患者患病后，就不敢吃海鱼，觉得海鱼是"发物"，会加重病情。

首先，前文已述，癌症与"发物"无关，所以不用担心吃海鱼会加重病情。

另外，海鱼的营养极其丰富。海鱼中矿物质和维生素含量很高，而且海鱼的肝油和体油中含有丰富的 DHA 和 EPA。根据前文所述，这两种成分对防治肠癌有积极的帮助。不仅如此，很多海鱼富含不饱和脂肪酸，非常适合肠癌伴有血胆固醇高的患者食用。

因此，不用纠结海鱼能不能吃的问题，可以吃，每次大约 50 克。但同时我们强调，是你以前就一直吃的，已经适应了的，而不是以前从未吃过的。否则，从未吃过的海鱼有可能出现过敏！

虽然多吃海鱼有利于抗癌，但有研究显示，海鲜中的甲壳类、贝类水产品，如蛤蜊和扇贝等，其重金属含量明显高于淡水鱼及多数常见海鱼，肠癌患者要慎食！

现在环境污染较为严重，工业"三废"中的重金属元素，如汞、镉、铅和多环芳烃等对水体造成污染，可通过食物链的生物富集作用而在生物体内达到很高的浓度。人体食用了含污染物较多的水产品以后，有可能导致人体出现肿瘤等疾病。

所以食用贝壳类海鲜需谨慎！

吃蔬菜了就行，吃不吃水果没关系吗

临床发现，很多男性肠癌患者发病前好酒肉应酬，肉类吃得多，蔬果吃得较少。而且蔬果中，水果吃得更少，不仅在肠癌患者中比较常见，在很多健康人群中，也存在这种现象。究其原因，很多人认为，蔬菜和水果营养差不多，只要吃蔬菜了就行，吃不吃水果没关系。

果真如此吗？当然不是！两者是不可替代的！

虽然我们经常会将蔬菜和水果一起而论，两者在营养成分上有一些共同特点，如蛋白质、脂肪含量很少，维生素和矿物质含量较丰富，但蔬菜和水果营养成分上还是有一些区别。如碳水化合物，叶菜类蔬菜主要含有纤维素，块茎类蔬菜，如土豆、芋头等主要含有淀粉，蔬菜类葡萄糖含量很少；而水果则主要是以单糖类，如葡萄糖、果糖和膳食纤维中的果胶含量较多，这对肠癌合并糖尿病的患者来说，就要少吃水果。

就矿物质而言，蔬菜中虽然含有十几种矿物质，但其中含量较高的是钾、钙、铁、磷四种成分；而水果则是钾的含量较为丰富。除此之外，像葡萄、桑葚等水果中的白藜芦醇（一种植物化学物）含量较丰富，这种物质具有很强的抗氧化作用，对防癌抗癌有一定作用。但白藜芦醇在蔬菜中含量较少。

除了蔬菜和水果自身营养素含量的不同，蔬菜在烹饪过程中会因为加工和烹调的影响，而导致营养素有所流失。如蔬菜清洗、浸泡、炒煮等会造成水溶性维生素流失，但水果则影响较小，营养素保留较完整。

所以，蔬菜、水果各有优势，不要互相代替。建议每天食用蔬菜300～500克，其中有一半是绿叶蔬菜，并保持蔬菜3～5种；水果200～350克，水果2～4种为宜。

微波炉热饭真的会致癌吗

很多肠癌患者为了获得更好的治疗，常常在家属的陪同下，不远千里去外地大城市就医，在医院外租房解决吃住问题。患者家属为了让患者吃得更营养，常常会买菜做一些营养餐给患者，这使得他们常常成为医院使用微波炉的常客。但不少人担心多吃用微波炉加热的食物会引致癌症，事实是否如此？

了解微波炉的原理的朋友都知道，微波加热只是电能转换成热能的过程。所以在微波加热的过程中只会改变食物中的水分子，不会改变食物分子的结构，对食物中的营养物质并没有改变，更不用提致癌物质了。所以，用微波炉热饭完全可以放心。

但为何会有一部分的声音认为，微波炉在加热过程中会产生致癌物呢？真正原因是食物包装中的有害物质和不恰当的食物。比如将纸袋、牛奶盒、塑料袋的食物直接放入微波炉中；或用含有金属质地和金属涂层的器具盛食物，将其放入微波炉加热，这些做法都会增加包装材料中有害物质进入食物的机会。

既然用微波炉加热食品没有问题，那在使用微波炉时，需注意些什么呢？

（1）哪些食物适宜用微波炉加热？微波烹调对于高水分食品如粥、饭、面条、牛奶等是合适的。微波炉用来蒸食物是个非常好的选择。只要把食物放在有盖的容器中，或者用耐热保鲜膜包好，它就可以用微波炉来蒸。

（2）哪些食物不适合用微波炉加热？有膜（如鸡蛋黄）或有外壳的食物不宜微波加热，容易爆出。凡是脂肪含量高而水分含量低的食物，如奶酪、坚果、五花肉等，用微波炉加热时要非常小心。因为水分少，同样能量的微波加热后，温度就上升得特别快，很容易焦煳或炸开。

（3）微波炉可以使用的容器包括陶瓷、玻璃和塑料三类。至于塑料，一定要能够耐受100℃温度的无毒塑料才好，最好是专用的微波炉塑料餐具。外面买来的普通食品塑料袋不要放在微波炉中加热。

事实上，在现实生活中，仅就烹饪方式而言，没有绝对的安全与不安全，微波炉和传统的烹饪方式一样，只不过是一种烹饪方式而已，无需大惊小怪。

六
三因制宜调饮食

中医学一直强调因人、因时、因地制宜，这就体现了一个重要的哲学（辩证法）原则：在总原则确定的前提下，还需要具体问题具体分析，分别对待。对于肠癌患者的饮食调理，也同样需要善于运用这一权变之法。临床上，需根据患者的性别、年龄、营养状况、体质差异、季节和地域特点等，区别对待，方能取得佳效。

 因人调饮食

女性患者：饮食勿过于谨慎

现如今，很多女性在家庭和事业中都充当着"好女人"的形象，往往个性比较认真，甚至较真，非常严谨和谨慎，肠癌患者中这种女性也不少。在吃的方面，往往表现为对食物的选择也是小心翼翼，甚至只要是报道说对身体恢复有一丁点不利的食物，都会避而远之。

其实，这种饮食认知是错误的。因为没有一种食物可以满足人体对所有营养素的需求，如维生素 B_{12} 主要存在于动物食物中，蔬菜水果中含量很少。如果对于食物种类过于严苛，过度限制动物性食物，久而久之会造成身体免疫功能降低，最终可能会导致肠癌的复发转移。

因此，只要不是医生特别提出的饮食禁忌，正常情况下建议女性患者不宜限制太多。

> 建议患者荤素合理搭配，做到每餐有肉有菜；肉类食物建议以白肉为主，首选鱼肉。肉类做法以自己平时较喜欢的口味为主，如果平时爱吃烤肉的，建议改变做法，改成煮、炖、炒的形式。
>
> 多吃大豆、坚果等不饱和脂肪酸含量高的食物，每天约半小碗豆干丁，或者 2 杯豆浆（1 杯 200 毫升容量）；每天食用核桃 2～3 个。
>
> 保持愉快的就餐心情，防止"饭怒"。

男性患者：贪嘴带来不良后果

男性吸烟饮酒的饮食习惯与肠癌的发病有很大的关系，再加上不少男性好食肉类食物，脂肪摄入过高，造成男性肠癌的发病率一直高于女性。

患者经过手术、放化疗等治疗，往往胃口差，没有食欲。但有的肠癌患者胃口不错，加之家属一味强塞，饮食不加以控制，常常会带来不良后果。

> 有位患者，男性，患病前是单位领导，应酬很多，用他的话说，几乎天天晚上不在家吃饭，后来查出结肠癌。手术后，给予化疗，控制得不错。患病后患者就退居二

线，在家休养。患者本身胃口不错，家人也是顿顿鱼、肉等高脂高蛋白饮食。后来到医院例行复查，查出肝转移。

当然患者病情加重，出现转移有很多因素，但营养过剩、饮食不合理对癌症的转移起到了推波助澜的作用。

因此，肠癌患者，尤其是男性，一定要注意管好嘴，控制饮食，优化膳食结构，纠正患病前嗜好肥甘厚味等习惯，最大限度地减少癌症复发和转移的可能。

建议患者饮食清淡，烧菜少放油，但不禁油。可以使用控油壶，因油壶上有数字刻度，可以督促自己控制使用量。每天油的使用不超过 25 毫升。

少吃盐，建议使用控盐勺，以把握好盐的使用量。每天不超过 6 克。每天把食用盐准备好，放一边。然后菜做好后再加进去，这样有助于帮助控盐。

戒烟戒酒；减少动物性食物的过多摄入，如牛、羊、狗、猪肉。

减少米饭、馒头等细粮的主食摄入量，增加玉米、荞麦等粗粮的摄入；每天杂粮、粗粮的摄入量不超过 100 克。

多吃具有解毒作用的食物，如大白菜、荠菜、胡萝卜、香菇等；增加蓝莓、草莓、猕猴桃等浆果类水果的摄入，有利于清除体内自由基，降低体内炎症因子反应，减少肠道炎症的发生，有助于防止病情加重。

老年患者：肠道消化吸收能力下降，防摄食不当引发肠梗阻

随着我国老龄化程度的不断加快，老年人群肠癌发病率居高不下。相对于健康的老年人，肠癌的老年患者，因为药物治疗的副作用以及细胞代谢异常，他们的肠道消化吸收能力明显下降，患者自身的味觉和嗅觉也变得迟钝。此时如果不注意调整饮食，有可能因食物摄取不当而出现问题。

> 笔者一位熟人的母亲高女士，76 岁，早期结肠癌，23 年的糖尿病史，8 年高血压史，庆幸的是没有淋巴转移。2020 年 6 月，患者接受手术切除及化疗，可就在进行第二次化疗前 1 周，某天晚上吃完饭后，突然坐立不安，浑身冒虚汗，高女士回忆说，当时感觉肛门部位抽搐疼，跑去厕所蹲了很久，也没有任何的排便感觉，但是疼痛越来越严重。这才意识到不是普通的肚子疼，赶紧去医院。医生诊断为肠梗阻。询问当天的饮食，发现原因是晚餐后多吃了两个小柿子。因为柿子中富含鞣酸，鞣酸与胃酸结合，造成消化不良，最终造成肠梗阻。好在及时治疗，后期在饮食上建议患者主食以稀饭、软烂的面条为主，偶尔与鱼泥、果蔬汁等搭配，患者才逐渐好转。

诸如高女士的情况在老年患者中时有发生，不可不慎！

何裕民教授认为，老年人的新陈代谢比较慢，细胞（包括癌细胞）的代谢也常常比较慢，所以对于高龄患者来说，有时候保守治疗配合饮食调理和对症治疗，生存期会更长。何裕民教授常提起的一个例子就是 107 岁的乐老，93 岁时因为肛门

不适，大便带血被诊断为肠癌晚期，因年龄偏大，医生不敢做手术，最后通过中医药治疗，药膳和饮食调理辅助，又活了14年。

所以结合老年患者生理结构的变化，在饮食治疗中，提出以下几点建议：

少量多餐；制作细软易消化的食物，根茎类蔬菜切成小块，烹调时间长一些，食物煮烂一些；食欲差的时候，可以偶尔搭配点腐乳之类增加食欲，只要注意控制，不过量即可，每次食用量最好不超过半块；

减少摄入不易消化的食物，如粽子、年糕、柿子、青团、汤圆等。如果想吃，偶尔尝几口，但也要注意是在消化功能比较好、病情控制较好的情况下食用。

选择水分多且肉质软的水果，如柑橘、西瓜、葡萄等。

食物制作上，多采用炖、煮、蒸、焖等烹调方式。

注重口腔和牙齿健康，维护咀嚼功能。可配合使用洗牙器等，既方便有效，又经济实惠；但需每天进行。

肠癌兼糖尿病患者：饮食控糖，减轻肠癌症状

有数据表明：我国糖尿病患者占全国人数的 10% 以上，其中 2 型糖尿病患者几乎占所有糖尿病患者的 90% 以上，相当于 100 名糖尿病患者中至少有 90 名是 2 型糖尿病。

随着研究人员对癌症的近一步研究，发现 2 型糖尿病对肠癌的发生有着一定的触发作用。动物实验研究发现，糖尿病组

动物患肠癌后，各项症状表现比不是糖尿病组动物更明显，肠癌转移的速度比不是糖尿病组的肠癌动物来得快；且转移的体积大、数量多；当然，这个结论还需要进一步的实验证实。但毋庸置疑，糖尿病会影响肠癌的发生，故建议患有糖尿病的肠癌患者：

多吃富含花青素类的食物，如枸杞子、蓝莓、樱桃、猕猴桃、草莓、黑豆等，这些食物具有很强的抗氧化作用，可以帮助降低血糖，提高胰岛功能。

定时定量就餐，保证每天一餐中的主食以全谷物和杂豆为主；将食谱中大部分食物的血糖生成指数（GI）值控制在 55 以下，可适当地将高 GI 值与低 GI 值食物搭配食用，避免血糖上升过快；同时注意定期监测血糖。

不吃肥肉、烟熏、烧烤等加工肉制品。

多喝白开水，可适当饮用茶水。

什么是血糖生成指数（GI）？

血糖生成指数是衡量食物引起餐后血糖反应的一项指标，常用数值来表示。当我们进餐后，食物中不同种类的糖会分解后进入血液，进而影响血糖水平。血糖生成指数反映了我们吃进去的食物与葡萄糖相比升高血糖的速度和能力。

通常，血糖生成指数>75 的食物是高血糖生成指数食物，55～75 之间的食物是中血糖生成指数食物，<55 的食物是低血糖生成指数食物。血糖生成指数数值越低，说明该食物摄入后在体内升高血糖的速度就越慢，影响血糖水平波动就越小。

对于需要控制血糖的患者来说，建议选择低血糖生成指数食物，这些食物在胃肠中停留时间长、吸收率低，葡萄糖释放缓慢，葡萄糖进入血液后的峰值低。简单点说，就是这些食物在体内不容易影响血糖的波动，对控制血糖有好处，而且比较耐饥饿。

表 1　部分 GI≤55 的常见食物

谷薯类	荞麦面、大麦、粗通心面、黑麦（整粒）、马铃薯粉条、藕粉、红薯
蔬果类	茄子、生姜、苦瓜、黄瓜、西蓝花、冬瓜、芹菜、芦笋、魔芋、番茄、菠菜、生菜、苹果、牛油果、柚子、橙子
豆类及其制品	无糖豆浆、黑豆、冻豆腐、黄豆、豆腐干、绿豆、鹰嘴豆、芸豆
坚果类	花生、腰果

数据来源：中国食物成分表标准版，第 6 版/第一册，北京大学医学出版社，2018。

可以逆转的"肠癌"——癌前病变

肠癌的发病过程较长，一般是从癌前病变，发展到原位癌，再由原位癌发展到浸润癌。这个过程就相当于一个放置很久的苹果，起初是从外面的皮慢慢地变皱，出现了斑点；然后再慢慢地腐烂；直到彻底地烂透、坏掉。但变皱的苹果我们还可以及时地削了皮来吃；腐烂后的苹果就只能把它扔掉。癌前病变就好比变皱了的苹果，没有达到恶变的程度，但如果不及时去预防和治疗，就有可能进一步加重；甚至恶变成为烂透的癌症。

从现代医学角度来说，癌前病变不属于癌症，完全有可能通过积极的治疗、营养干预、纠正不良生活习惯等方式，做到早发现、早诊断、早治疗，使它不会进一步恶变成癌症。其中，营养干预、消解炎症及纠正不良生活习惯等，在这一阶段有着举足轻重的影响。

结直肠息肉人群

结直肠息肉指突出于结/直肠黏膜表面的隆起性病变，临床上常见三类：炎性息肉、增生性息肉、腺瘤性息肉（后者常被称为结/直肠腺瘤）。前两类极少会发生恶变，患者可以不用过多地担心；第三类腺瘤性息肉被认为是结/直肠癌的癌前病变。

近年来，随着人们饮食结构及生活方式的改变，结直肠息肉的检出率不断升高。有研究显示，人群中结直肠息肉的检出率为10%～30%。多项研究报道，结直肠息肉检出率随着年龄的增大而升高。有研究者对2000—2011年美国84个内镜中心的327 785例患者的结肠镜检查结果进行分析，发现结直肠息肉发病率随年龄的增长而升高，且男性发病率较女性为高。

炎性息肉和增生性息肉的人群

因为这两类疾病发生结直肠癌的可能性较小，故改变生活方式和不良饮食习惯，是防止病情发展的重要措施。建议患者：

三餐规律，按时吃饭，忌饿一顿饱一顿。

维持正常体重，避免肥胖，少食油腻、油炸等的食物。

可多食富含维生素和抗氧化物的食物，如番茄、胡萝卜、甜椒、柑橘等，这些食物能够有效降低体内的炎症反应，预防息肉的增长。

戒烟戒酒，适当饮茶，尤其是绿茶。很多研究显示：绿茶具有预防息肉和结肠癌的作用，并且茶叶中富含儿茶素，能够抵抗自由基和消除体内炎症。

结直肠腺瘤病史的人群

结直肠腺瘤已被公认为是肠癌的癌前病变，相关资料显示：每 100 个肠癌患者，至少有 90 人是由结直肠腺瘤进展而来的。

研究表明，抽烟量和抽烟时间与结直肠腺瘤发病风险呈剂量-反应关系，即抽烟量越多、时间越长，其结直肠腺瘤的发病风险越高，并引起结直肠癌发病率增高。一项关于吸烟与结直肠腺瘤关系的荟萃分析指出，吸烟在绒毛状的高风险腺瘤癌变过程中起重要作用。

有研究者对 40～59 岁人群（40～49 岁 2206 名、50～59 岁 4474 名）进行研究，发现 40～49 岁人群结直肠腺瘤性息肉发病率虽较 50～59 岁人群低，但 40～49 岁、当前吸烟、代谢性疾病人群的结直肠腺瘤发病率与 50～59 岁人群相似。

营养素对结肠腺瘤也有一定的影响。有研究者将 930 名既往有结肠腺瘤史的患者随机分为两组，一组每天服用 3 克碳酸钙，另一组空白对照，每年随访。1～4 年后发现前者腺瘤发展显著延缓，且在高钙饮食开始一年后即表现出防护作用，说明钙在结肠癌变的过程中可及时起作用。

当然，前文已述，我们在临床中发现多例大剂量口服钙片后，出现多发性肠壁上的钙化灶，并诱发腹痛、肠粘连等案例。因此，不提倡盲目补钙片，而应加强活动，适当多吃些富含钙的食物，是不错的选择。

故建议这类人群：

适当每天补充酸奶，养成良好的排便习惯，保持大便通畅，维持肠道菌群的健康。

饮食以植物性食物为主，如蔬菜、水果、全谷物等，每天三餐的主食中至少有一餐以全谷物代替精白米饭。

合理选择蛋白质食物种类，增加植物蛋白的摄入，如大豆、坚果等，以动物蛋白食物为辅。动物蛋白中，多选择鸡肉、鱼肉等白肉，尽可能将红肉减少到每周1次或者用白肉代替。

多食富含钙的食物，如海带、紫菜、虾皮、鸡蛋、海鱼、豆腐、油菜、芝麻、黑木耳、葡萄干、核桃、南瓜子、花生等。

减少奶茶、碳酸饮料、糕点等高糖食物的摄入。

戒烟酒，少吃或不吃油炸、腌制食物。

严格控制油的食用量及高脂肪食物的摄入，建议每天食用油的摄入量不超过25克。

饮食新主张——果蔬方：在临床上，腺瘤易复发，即使通过手术切掉后，过不了两年又会长出。所以笔者认为想要彻底地解决息肉反复生长的问题，除了术后每3年检查一次肠镜外，最主要的是解决肠道生态平衡的问题。何裕民教授临床常会给肠癌患者推荐果蔬方，主要由芹菜、橘子、绿叶蔬菜、苹果等纤维素含量较高的蔬菜和水果制成。此方可帮助清理肠道，促进肠道有益菌的生长，维护肠道内生态健康。何教授不仅将果蔬方常用于临床患者中，他自己也是每天早上喝一杯果蔬汁，效果很好。

炎性肠病

有研究显示：大约20％的炎性肠病（IBD）患者在发病后的10年内发生了肠癌。炎性肠病患者发生肠癌的风险是正常人群的2～4倍，且患者的病程越长，发生癌变的风险就越高。

关于炎性肠病的病因，医学界尚不十分清楚。目前认为，其发病既与基因和环境等因素有关，也与肠道菌群失调导致的肠道免疫力低下、肠道功能紊乱有关。建议这类人群：

摄入新鲜天然食物为主，避免食物过度加工。可适当地选择沙拉类型的生蔬菜或水煮蔬菜，蔬菜品种尽量多样化；多选择红色、橙色、黄色、绿色等色彩丰富的蔬菜，如番茄、胡萝卜、青菜、苋菜等。

多食抗炎性食物，如西蓝花、草莓、香蕉等；可少量食用发酵食物，如泡菜、味噌等。

适当增加饮用酸奶，建议每周3～4杯。

限制摄入含有麦芽糊精、人造甜味剂和含糖高的食物，如各种糕点、甜食、含糖饮料、糖果、巧克力、奶茶等。

严格控制摄入脂肪含量多的食物，如牛肉、羊肉、黄油等；推荐使用橄榄油、亚麻籽油等植物油。

减少摄入牛奶、奶酪、冰淇淋、麸皮、蟹、坚果等容易造成肠道不耐受的食物。

可调整就餐时间，尽量选择12＋3饮食法：将最后一顿晚餐与临睡前的时间间隔3小时以上，并与第二天的早餐间隔时间保持在12小时以上。这样有利于使胰岛得到充足的休息，降低体内炎症的发生。

因时调饮食

因时调饮食，指根据季节等时间的特点及其与内在脏腑、气血阴阳的密切关系来选用适宜的食物。

《素问·四气调神大论篇》云："夫四时阴阳者，万物之根本也。所以圣人春夏养阳，秋冬养阴，以从其根，故与万物沉浮于生长之门。逆其根，则伐其本，坏其真矣。故阴阳四时者，万物之终始也……"这段话指出要顺应四时阴阳的变化规律，才能保持人体健康；否则，逆其根，伐其本，则可危害人体。

如春夏季气温高，身体的代谢加快，出汗多，人们往往喜食凉的食物。但是春夏乃阳气生发、万物生长茂盛繁荣的季节，顺应季节的特点，此时就不能过于贪凉饮冷，以免损伤人体阳气；秋冬季气温低，人们往往偏爱热性的以及肥甘厚腻之物，如热汤面、火锅、羊肉等。而过食这些食物易损伤人体津液，导致人体阴液受损。

因此，合理地顺应四季来调整饮食结构，可以更好地保全人体正气，利于患者恢复健康。

春季：疏肝健脾，多食甘，以防木乘土

◦ 饮食建议

中医学认为，春季万物复苏，冰雪消融，阳气初生而未盛，阴气始减而未衰。因此患者要根据春季气候的变化特点以及个人身体情况，合理调整饮食。

唐代药王孙思邈指出："春日宜少食酸，增甘，以养脾气。"根据中医五行应五脏的理论，春季肝木偏旺，再多吃酸性食物，会让肝气过于旺盛，损伤脾胃。何裕民教授常建议，春季时最好吃些疏肝、调肝的食物，如菊花、玫瑰花、青皮、枸杞子等。少食酸味的食物，如柠檬、山楂、乌梅等。

春季木旺易伤脾土，导致人体的消化功能受损，出现胃口不好、大便异常等，此时宜多食甘味、温补和健脾胃的食物，如栗子、玉米、土豆、红薯等。

除了饮食调整外，"木旺于春"，春季肝火旺盛，情绪容易急躁，肝气条达则可舒发心中的郁气，气血运行通畅。因此，春季要注意保持情绪舒畅，以疏肝调肝。

◦ 饮食宜忌

宜：红薯、苹果、芝麻、核桃、小青菜、薏苡仁、芋头、无花果、菱角、荞麦、豆浆、红豆、芦笋、胡萝卜等。对于里急后重、想排便但排不出或排出后仍感到排便没有排干净的患者，可增加番茄、薏苡仁、茯苓、芦笋、刀豆、扁豆、山药、香菇和木耳等。

忌：羊肉、狗肉、肉桂、茴香、花椒、三七、烟、酒、炒花生、炒瓜子、炒蚕豆等。

◇ 食疗推荐方

青皮粥

食材：青皮 15 克，粳米 50 克，小米 30 克，冰糖适量。

做法：将青皮煮沸 30 分钟，取汁与粳米、小米同煮粥，可根据自身口味添加适量的冰糖调味。

功效：青皮味苦、辛，性、温，入肝、胃经，有疏肝理气的功效；小米入脾经，有利消化、健脾胃的作用，两者一起食用，可疏肝健脾，利于肝木与脾土两者之间的协调，缓解肠癌患者因春季升发导致的胃肠消化不利。

鸡肝胡萝卜粥

食材：鸡肝 30 克，胡萝卜 60 克，粳米 100 克，盐适量。

做法：胡萝卜洗净、切丁；粳米洗净；鸡肝洗净、焯水待用；将所有食材放入锅中加水熬煮成粥，加盐调味，即可食用。

功效：鸡肝可养肝明目；胡萝卜补血养肝。本款粥可以养肝调肝明目，适合春季常食，对于肠癌伴有贫血的患者，可以缓解贫血症状，对改善贫血有一定帮助，患者不妨一试。

健脾调胃茶

食材：陈皮 6 克，白术 10 克，白扁豆 15 克。

做法：锅中加水，将所有食材洗净，放入锅中煎煮，饮用。

功效：陈皮理气健脾；白术补气健脾；白扁豆健脾祛湿。本方可调理脾胃，适合于春季脾胃虚弱、胃口欠佳的患者。对于缓解胃口不好、腹泻的患者，效果不错。

夏季：健脾祛湿利肠道

● 饮食建议

夏属火，其性热。此时，阳光极盛，昼长夜短，天气炎热，地热蒸腾，天地交合，万物繁荣茂盛，一派欣欣向荣的景象。

夏季的气候特点之一是暑热（火），气温增高，天气炎热。其二是"湿"，空气中的湿度增大。暑热与湿结合影响人体散热，由此而产生种种的不适，乃至影响人的生理、病理改变。

夏季湿热天气，使得肠道湿热问题也较多，尤其是南方梅雨天气，有些患者会表现为身体困重、大便黏滞不爽，甚至泄泻。

因此，夏季患者宜多吃健脾渗湿的食物，如茯苓、薏苡仁、赤小豆、山药等。多吃甘凉、味酸的食物，如酸梅、葡萄、猕猴桃等；可以多喝些淡盐开水、绿豆汤、淡茶水、果蔬汁等清凉饮料，以补充高温出汗丢失的钠、钾、镁等矿物质。但要少食糖分高且偏甜的食物，如奶茶、奶油蛋糕、糖果等，以免助湿生痰，加重病情。

中医学认为："夏属火，其性热，通于心，主长养，暑邪当令。"指出心在五行中属火，火热之邪最易损伤心，常导致心病。"汗为心之液"，夏天汗液大量排泄，不仅会损伤心气，还会导致心阴虚，这样更容易受到暑热邪气的侵犯，所以夏季宜护心养心。可多吃一些清心除烦之品，如苦瓜、莲子、淡竹叶、苦荞麦等。

临床上有患者问笔者：莲子是收敛止泻的，怎么我吃了莲子，反而拉肚子了？经详细询问，才知道是患者没有吃对。有些患者脾胃虚寒，有腹泻症状，认为莲子好，就连同莲子心一起食用，殊不知，莲子里的绿心是苦寒的，脾胃虚寒的人群禁食。如果连同莲子心一起吃，损伤脾胃，就会出现胃肠不适了。夏季很多患者常出现口干生疮，心烦失眠的问题，此时，我们常建议患者饮食上增加带心莲子，以清热泻火；但如果伴随腹泻症状，则建议选择去心莲子，并且适当添加芡实，可起到止泻除湿的作用。

饮食宜忌

宜：健脾渗湿的茯苓、薏苡仁、赤小豆、山药、绿豆等；甘凉食物，如冬瓜、茭白、莴笋、土豆、芦根、丝瓜、黄瓜；酸味食物，如葡萄、猕猴桃、枇杷、芒果、青梅、葡萄、李子、柠檬、桃、山楂、柑橘、橙子等；如若具有心烦意乱、失眠的情况，可增加一些清心除烦之品，如苦瓜、莲子、淡竹叶、苦荞麦、五味子等。

忌：韭菜、花椒、人参、冷粥、冷饭、奶茶、奶油、糖果等。

食疗推荐方

竹叶清火茶

食材：淡竹叶、荷叶各5克，冰糖少许。

做法：淡竹叶、荷叶洗净，一同放入水杯中，沸水冲泡，加入少许冰糖即可。

功效：淡竹叶甘寒，可清热除烦，有利于缓解夏季炎热带来的心烦、燥热等症状；荷叶清火解毒。两者一起泡茶饮，具有清热解毒、清心除烦的作用，适用于夏季心烦、尿黄的患者，临床运用，效果不错。脾胃虚寒，怕冷的患者不宜饮用。

◇ **龙眼莲子饮**

食材：龙眼肉 10 克，枸杞子 5 克，莲子 20 克。

做法：莲子洗净，泡发；枸杞子、龙眼肉洗净。将莲子放入锅中加水煮沸，煮至八成熟时，加入枸杞子、龙眼肉共煮成汤饮即可。

功效：莲子具有益肾固精、安神的功效；龙眼肉可补益心脾、养血安神；枸杞子补益肝肾。三者一起饮用，具有益气补血、养心安神的作用，适用于夏季气血虚弱、夜寐欠安、精神欠佳的患者。

◇ **乌梅绿豆汤**

食材：绿豆 50 克，乌梅 30 克，冰糖适量。

做法：绿豆、乌梅洗净；锅内加入水，放入绿豆和乌梅，煮到绿豆粒开花，加入冰糖调味即可。

功效：绿豆可清热解毒、消暑利水；乌梅味酸、涩，可健脾开胃、生津。两者搭配，具有生津、健脾、清热的作用，尤其适合于炎热的夏季饮用。这一款汤品类似于传统的酸梅汤，是夏季家常的清热生津之品，效果佳。

秋季：肠燥宜润之，酸甘化阴

● **饮食建议**

秋季是万物成熟收获的季节，阳气收敛，阴气始生。秋季常表现为一派"津干液燥"的征象，如口鼻咽喉干燥、皮肤干裂、大便秘结等。根据"燥者润之"的原则，饮食上可多食具有滋阴润燥、润肠通便作用的食物，如芝麻、核桃、蜂蜜、梨、香蕉、荸荠、百合、银耳、豆浆等。

《素问·脏气法时论篇》指出："肺收敛，急食酸以收之，用酸补之，辛泻之。"说明秋季应肺，肺主秋季之收敛，应食酸味食物来收敛外泄之肺气，饮食上宜多食偏酸味之食物，如番茄、柑、橄榄、柠檬、山楂、石榴、葡萄等。中医学认为，肺与大肠相表里，肺的健康与否直接会影响大肠。通过酸收养肺，也可以调理大肠功能，保护肠道健康。

中医学认为，苦味性燥，苦燥之品易伤津耗气，如《素问·五脏生成篇》中言："多食苦，则皮槁而毛拔。"因此，秋令饮食养生应少食苦燥之物，如苦瓜、苦荞麦等。

◦ 饮食宜忌

宜：猪肺、贡菊、枸杞子、罗汉果、银耳、杏仁、百合、萝卜、菠菜、油菜、苋菜、梨、小米、小麦、山药、黑芝麻。

忌：苦瓜、苦荞麦、肉桂、羊肉、狗肉、薄荷、砂仁；少食西瓜、香瓜、生菜瓜、生地瓜、生黄瓜等瓜类。

◦ 食疗推荐方

◆ 罗汉四宝茶

食材：贡菊花 5 朵，枸杞子 10 克，罗汉果 1 个，红茶包 1 袋。

做法：将贡菊花、枸杞子分别洗净；将上述食材一起放入杯中，沸水冲泡，即可饮用。

功效：贡菊花可散风清热，主要含有绿原酸类、黄酮类、三萜类、挥发油等有效成分，具有降血压、抗癌、抗菌、抗病毒、抗炎、抗衰老等作用；枸杞子具有和血润燥、滋补肝肾的作用，以粒大、色红、肉厚、质柔润、籽少、味甜者为佳；罗汉果味甘、性凉，具有清肺利咽的功效。三者一起饮用，具有清肺润燥、滋养肝肾的作用，适用于口干舌燥、津液匮乏的患者。

◈ 银耳羹

食材：银耳 6 克，冰糖适量。

做法：银耳温水发透，去蒂，洗净放入锅中，加水适量，煮至银耳变软烂，调入冰糖即可食用。

功效：本方可滋阴润肺、养阴生津，适用于秋季燥咳少痰、皮肤干燥、大便干的患者。这一款羹汤，看似普通，但长期坚持，效用显著。但临床中存在一个普遍现象，很多人往往追求速效，或许只是"三分钟热度"，不能坚持食用，则效果难以显现。

◈ 百合南瓜汤

食材：南瓜 20 克，百合 30 克。

做法：南瓜洗净切成小丁，与百合一起煮汤食用。

功效：南瓜养血润燥；百合养阴润燥安神。本膳可养阴清热、清心安神，适用于心烦、睡眠不佳、舌红少苔的患者。本方平和滋养，口味清淡适宜，养肺护肠道，是秋季经典食疗方。除了秋季常食外，我们常常推荐肠癌伴有糖尿病的患者食用，对降血糖也有一定的帮助。

冬季：富癌，冬令适度进补

◦ 饮食建议

人们常用"寒冬腊月""数九寒天"来形容冬天的气候特点。冬天是万物收藏的季节，阳气闭藏于内，阴寒盛极，故养生活动应注意敛阳护阴，以养藏为本。

1. 适当进补　冬季是肠癌患者补养的最好季节，此时食用一些滋补营养的食物，往往可增强体质，提高身体抗癌力。尤其是三九寒冬进补，能够使食物的营养和能量最大程度在体内蓄积，为下一年的开春做好准备。故饮食中可适当增加鸡肉、鸽肉、芝麻、山药、枸杞子、黄鱼、鲈鱼等。肉类食物一周2~3次为宜，一次控制在50克以内。体型肥胖的患者，要少吃肉类。

2. 饮食宜温　"温"有两层含义：一为适当选择温性食物，有助于保护体内的阳气，以免阳气消散，如可多食些核桃、刀豆、栗子、大枣等；二为食物温度宜温，不要吃冷食。但像胡椒、尖椒、花椒、桂皮等辛辣燥热的食物，不宜多吃。

3. 多吃新鲜的蔬菜和水果　冬季天寒，新鲜水果、蔬菜较少，人体氧化代谢增强，维生素和矿物质消耗增加。加之放化疗对患者的影响，容易出现口腔溃疡、胃肠道黏膜损伤的表现。因此，饮食上要保证新鲜蔬果的摄入，每天摄入3~4种蔬菜，水果2~3种，且注意蔬果种类多样化，以摄取充足的营养。

• **饮食宜忌**

宜：鸡肉、猪肚、猪肝、鸽肉、海参、木耳、百合、花生、豆浆、芝麻、山药、枸杞子、黄鱼、鲈鱼、核桃、栗子、大枣等。

忌：螃蟹、生冷瓜果、柿子、金银花、炸薯条、炸鸡等。

• **食疗推荐方**

　◆ **黄芪虫草汤**

食材：黄芪30克，老鸭1只，北虫草10克。

做法：鸭宰杀后去内脏，放入黄芪、北虫草后缝合，加水适量，炖至鸭熟烂，加盐调味，取出药渣，即可。

功效：黄芪味甘、性微温，具有补气升阳、生津养血的功效；北虫草可补肾益肺，其中虫草素具有很强的抑制、杀伤肿瘤细胞作用。将其与鸭肉一起炖服，具有益气养血、生津、补肾固本的功效，尤其适用于体虚乏力，没有胃口或者冬季特别怕冷的患者。临床中有的患者一味追求冬虫夏草，其实没有必要。一来冬虫夏草稀有价高，一般人承受不了；二来由于资源有限，真正的冬虫夏草非常少。其实北虫草功效也不输冬虫夏草，而且价格亲民，性价比更高。

◆ **莲栗煨瘦肉**

食材：莲子 10 克，栗子 20 克，猪瘦肉 100 克，生姜、盐各少许。

做法：莲子热水浸泡 1 小时左右，沥干水待用；栗子去壳待用；将猪肉洗净，切成小块；将上述食材放入锅中，加适量的清水，文火煮至熟，加入盐调味即可。

功效：莲子味甘、涩，味平，具有补脾止泻、益肾涩精、养心安神的功效；栗子可健脾补肾。本方有很强的补益作用，尤其适合于冬季食用。此方中，莲子和栗子都有涩肠作用，所以对于肠癌腹泻见营养欠佳的患者，不妨常食。

◆ **黑豆芝麻汁**

食材：黑芝麻 10 克，黑豆 20 克，香蕉半根。

做法：黑豆洗净提前泡发，入锅煮熟，捞出；香蕉去皮，切段；将黑豆、黑芝麻、香蕉加入适量温水放入搅拌机中打成汁，即可。

功效：黑芝麻味甘、性平，具有补益肝肾、润肠通便的功效；黑豆具有补血养肾的作用。中医学认为，黑入肾，黑色的食物具有补肾益精的作用，故黑芝麻与黑豆同食，能够很好地补血养肾益精，适合于头目眩晕、精神萎靡、乏力的患者。痛风患者不宜食用。

因地调饮食

精准饮食需因地制宜

中国地大物博，不同地域由于气候、环境、人们生活习惯等的差异，各地的饮食习惯也不同。如西北、东北地势高气候寒冷，人们为了御寒，饮食往往多以肉食为主；东南低洼，气候潮湿，所以很多人喜食汤、粉、茶水，以祛湿生津。

俗话说："一方水土养一方人。"一方水土也导致一方疾病，不同地区，癌症发病情况也有差异。如北京、东北、云南省等地区，往往肺癌高发；胃癌高发区主要集中在西北及沿海各省市，如上海、江苏、甘肃、青海等较为突出；浙江、上海、江苏等地区，则肠癌发病率较高。

因此，需要根据不同地区人们的生活习惯和饮食差异，给予针对性的调整措施。

东南地区：生活高压、三餐不规律诱发肠癌

• 饮食建议

肠癌为何会高发于东南地区？如广东人的饮食，虽以白灼菜、汤水类为主，但仔细一看不难发现，他们的主食过于精

细，食物种类多见白切鸡、烧鹅、烧鸭等高油菜式。再加上上海、浙江、广东这些经济发达的省市，城市发展较快，人们工作、生活压力大，三餐不规律；而且业余生活比较丰富，经常有吃夜宵的习惯，这些都成为肠癌高发的因素。因此，建议：

尽量少食腊肉、腊肠等加工类食物；减少动物脂肪的摄入，如烧鹅皮、烧鸭皮、烧鸡皮等；降低盐的摄入，每天盐的摄入量不超过 6 克；煲汤饮汁时，建议撇去浮层上的油；少吃糖、蛋糕、奶茶、冰淇淋等含糖高的食物，最多偶尔尝一下即可；多食蔬果，如菜心、油麦菜、空心菜、莲藕、芦笋等；东南地区梅雨季节长，易造成体内湿热偏重，故可适当选择化痰祛湿、利水消肿的食物，如川贝、丝瓜、白扁豆、薏苡仁、冬瓜、赤小豆、茯苓、玉米须等。

食疗推荐方

芦笋玉米须粥

食材：芦笋 50 克，玉米须 20 克，薏苡仁 30 克，粳米 50 克。

做法：芦笋洗净，切碎后放入碗中待用；玉米须洗净煮成汁。将玉米须汁与粳米、薏苡仁一起放入锅中，煮成米熟，再放入芦笋继续煮，粥熟黏稠即可。

功效：本方可清热祛湿、利水消肿，尤其适合于东南方气候潮湿，人体湿气偏重，以及水肿或高血压的患者，可每天早晚当主食食用。

◇ **白扁豆鸡汤**

食材：白扁豆 50 克，砂仁 10 克，丝瓜 30 克，去皮鸡腿肉 100 克，盐适量。

做法：鸡腿肉洗净焯水，沥干待用；白扁豆洗净，泡好；丝瓜削皮，切块；将鸡腿肉、白扁豆、丝瓜、砂仁一起放入锅中煮，直到白扁豆熟烂，食用时，去掉砂仁，加入盐调味即可。

功效：扁豆、砂仁具有健脾化湿的功效。丝瓜味甘、性凉，具有清热化痰的作用，三者一起食用，可化痰祛湿、健脾；与鸡肉一起煮汤食用，有利于胃肠消化吸收，增加营养。这一款汤品比较适合东南地区人们的饮食习惯，可以当作午餐和晚餐菜肴食用。

◇ **薏米萝卜汁**

食材：薏苡仁 50 克，白萝卜 100 克。

做法：薏苡仁洗净；白萝卜洗净，削皮切片；两者一起放入锅中，加 500 毫升水，煮汁即可，取汁饮用。

功效：薏苡仁具有利水渗湿、健脾止泻的功效；白萝卜可行气通腑；两者一起食用，可健脾渗湿、助消化，适合于腹胀、消化不良的患者。

西北地区：无肉不欢是祸端

• **饮食建议**

西北属于内陆地区，周围是雪山环绕和沙漠戈壁，长期处于炎热与寒冷的气候交叠之中。夏季气候炎热，少雨；冬季寒冷，干燥。冬夏季节长，春秋季节短，年降水量低，属于典型的大陆干旱型气候。

这些地区的人们，长年受寒、热、燥邪之侵袭，多见皮肤干燥、咽干、津亏的表现。因常年受寒冷气候的影响，使得这些地区的人们易出现阳虚的表现。受地理环境等诸多因素制约，西北地区庄稼作物较少，一些少数民族地区游牧业比较发达，故常以牛羊动物性食物为主，肉类食物摄入高。故建议：

> 对于气虚和阳虚的患者，常出现疲乏、怕冷、无力等症状，可适量摄入益气的甘温食物，如黄芪、核桃仁、山药、大枣、高粱等；主食种类多样，增加玉米、大豆、青稞等粗粮类摄入；尽量多吃新鲜蔬菜，增加膳食纤维的摄入，如土豆、羊肚菌、刀豆、西红柿、茄子、胡萝卜、油菜等；如若体型肥胖、多汗、痰多的痰湿型患者，要减少牛、羊肉的摄入比例，改变饮食结构，以化痰祛湿的食物为主，如丝瓜、冬瓜、绿豆等。

◈ 食疗推荐方

◆ 大枣归芪汤

食材：当归、黄芪各 10 克，大枣 6 克，红糖适量。

做法：所有食材洗净，将当归和黄芪放入锅中，加 3 大碗水煮沸；随后加入红枣，武火煮沸后，文火炖约 30 分钟；再加入少许红糖，煮 3～4 分钟即可。

功效：黄芪具有补气升阳的作用；当归味甘性温，具有补血活血的作用；大枣具有补中益气的功效；三者搭配食用，可补益气血。此方偏温补，故体内湿热、痰饮阻滞的患者，不建议食用。

◇ **茯苓丝瓜粥**

食材：茯苓 10 克，陈皮 6 克，粳米 100 克，丝瓜 30 克，盐少许。

做法：将茯苓、陈皮煮成汁待用；丝瓜洗净、削皮、切成小块；将粳米、茯苓陈皮汁、丝瓜一起放入锅中煮成粥，待粥浓稠时，加入少许盐搅拌均匀，即可食用。

功效：茯苓味甘性平，具有健脾祛湿的作用；陈皮可健脾理气；《中华本草》指出：丝瓜具有清热化痰功效。三者共用，可健脾、化痰祛湿，适合于体型肥胖，消化不良的患者。

◇ **蒜泥茄子**

食材：茄子 2 个，蒜泥、酱油、香菜末、香油、白糖、醋、鸡精各少许。

做法：茄子洗净切条状，入油锅炸至熟透，捞出沥干排盘，加入蒜末和调味料浇在茄子上拌匀即可。

功效：茄子含有龙葵素，能抑制消化道肿瘤细胞的增殖。大蒜是抗癌消脂佳品。本品对于消化道肿瘤，尤其是肠癌患者，非常适合。临床中，常推荐患者食用蒜泥茄子，凉拌，很方便，味道不错，还抗菌，挺受欢迎。

东北地区：烧烤、重口味的嗜好要改改了

· 饮食建议

东北地区气候寒冷，一到冬季，人们外出活动少，饮食往往偏于肥甘厚腻、油重，烧烤、腌制类食物摄入较多。故在东北人的餐桌上有这么一句话：一天三顿小烧烤。烧烤成为东北人特别爱吃的食物。

东北地区冬季气候干燥，人们往往易出现皮肤干燥的表现。加之为了御寒，当地人们喜食高热量及油炸食物，使得东北地区人们体型较南方人高大，体重超标或肥胖的比例也特别高，这也成为东北地区肠癌高发的原因之一。东北的男性比较好酒，且往往是烈性白酒。酒精对肠的损伤是非常明确的，是肠癌发生的主要因素。所以建议患者：

> 减少酱肉、酱菜等加工肉制品及腌制食品的摄入；减少高油和高脂肪食物的摄入，少食烧烤类食物，如烤串、烤肉、烤肠等；忌吸烟及饮酒；切忌暴饮暴食；多食富含膳食纤维的食物，如玉米、菠菜、大豆、黑豆、萝卜、芸豆、土豆、黑木耳、蘑菇、油菜、荞麦等。

◦ 食疗推荐方

◦ 荷叶冬瓜汤

食材：鲜荷叶 10 克，鲜冬瓜 200 克，盐少量。

做法：荷叶撕成片状；冬瓜切成块。将荷叶、冬瓜一起入锅内，加水煲汤，加入少量食盐调味，即可饮汤食冬瓜。

功效：荷叶微苦，具有清热解暑、凉血的功效，现代研究认为，荷叶可降脂减肥；冬瓜性寒凉，具有清热、淡渗利尿的作用。两种食材合用，清热祛湿、减肥，且汤清爽口，尤其适合于东北地区超重肥胖的患者，坚持 1～2 个月，往往会显效。

◦ 冰糖银耳粥

食材：银耳 20 克，冰糖 10 克，小米 30 克，粳米 50 克。

做法：银耳泡发，小米、粳米洗净，将上述三种食材一起放入锅中煮熟，加入冰糖搅拌均匀，即可食用。

功效：银耳味甘、性平，滋润而不腻滞，具有益气养阴、清热润燥的功效。本方益气养阴、清热润燥，尤其适合于东北地区气候干燥致口干舌燥、大便干燥的患者。

◦ 香菇鸡肉丸

食材：鸡胸肉150克，香菇5个，鸡蛋2个，姜、盐、植物油各适量。

做法：鸡胸肉洗净切碎，香菇切成末，姜切碎，与鸡蛋一起放入搅拌器，搅碎成泥或者自行剁碎成泥状，加入少许的植物油和盐调味，搅拌均匀，锅内烧水，将肉泥打成丸子，下锅煮熟即可。

功效：本品可防癌抗癌、提高免疫力。香菇含有多糖物质，可明显增强机体的抗癌力，提高小鼠腹腔巨噬细胞的吞噬功能，促进T淋巴细胞的产生，并提高T淋巴细胞的杀伤活性。鸡肉含有丰富的蛋白质，可促进体内酶的合成，加强免疫细胞的活性，故具有提高免疫力的作用。

川渝地区及华中地区：无辣不欢成肠癌祸根

◦ 饮食建议

提到吃辣，四川、重庆、湖北、湖南这四个省市绝对位居全国前位，他们的饮食特点主麻、辣、鲜香、油厚、味重。烹饪技法多样，高达几十种，常见的如炒、熘、炸、爆、煎、炝、烩、腌、卤、熏等。这些地区的人们嗜爱辣椒、花椒、葱、姜等辛辣食物。但长期嗜食辛辣食物易助火生痰，损伤人体津液。因此，建议患者：

尽量避免重油食物，严格控制每天脂肪摄入量；少吃奶茶、奶油、肥肉及油腻的食物；少食辛辣、滋腻以及大热、大补之品，如韭菜、大蒜、辣椒、羊肉、狗肉、酒、阿胶等；多食清热祛湿的蔬果，如冬瓜、赤豆、西瓜、扁豆、白萝卜、紫菜、薏苡仁、茯苓、绿豆、芹菜、黄瓜、玉米须等；膳食中可多摄入一些滋阴生津润燥的食物，如百合、枸杞子、银耳、藕等。

食疗推荐方

沙参生津汤

食材：沙参、麦冬各 15 克，玉竹 20 克。

做法：将所有食材一起加入 500 毫升的清水，浸泡 30 分钟，随后放入锅中煮 30 分钟左右，取药液，再加入 250 毫升水，继续煮 20 分钟，取出药液，两次药液合用。

功效：沙参、麦冬能润燥生津；玉竹具有养阴润燥、生津止渴之功效。本膳食常用于燥热咳嗽、咽干口渴的患者，尤其适合于嗜辣而致津伤的患者。

地三鲜

食材：土豆 50 克，茄子 100 克，甜椒 30 克，盐、酱油、糖各少许。

做法：将土豆、茄子、甜椒洗净，切成条状；锅里放油，将茄子翻炒至外皮变软；再放入土豆炒成微黄色，再将甜椒一同放入锅中，加入少许的酱油、盐，翻炒 2 分钟后即可。

功效：茄子含有龙葵碱和芦丁，能够很好地抑制肠癌细胞的增殖；土豆和甜椒中含有丰富的维生素 C，具有抗氧化及修护肠道黏膜组织的作用，将几种食材一起搭配食用，具有抑癌、维护肠道黏膜健康的功效。

◇ 百合莲藕炖梨

食材：鲜百合 50 克，梨 2 个，莲藕 100 克，冰糖适量。

做法：鲜百合洗净，待用；莲藕洗净、去节、切成小块待用；梨削皮，切块。先将莲藕和梨一起放入锅中，炖 30 分钟左右，再加入百合，煮 15 分钟左右，加入冰糖调味，放置常温后即可食用。

功效：百合具有养阴润肺、清心安神功效；梨可清心润肺、生津止咳；熟莲藕具有养胃滋阴、健脾益气的作用，三者一起食用，可养阴润肺、健脾养胃，适宜津液损伤、口燥咽干、大便干的患者。

七

肠癌不同治疗时期的精准营养疗法

精准饮食，简单来说，就是个性化营养，是指针对某种疾病及个人身体情况等所特别调整的饮食。根据患者的病情和口味喜爱等，搭配出对病情有帮助的具有针对性的膳食方案，更有利于患者疾病的康复。

何裕民教授多年来一直提倡给予患者精准营养，他认为目前癌症患者的饮食建议大多是泛泛而谈，要真正让患者受益，则需根据癌症患者不同治疗时期，如手术期、化疗期、放疗期以及康复期等，给予精准、专业的饮食治疗建议。

笔者根据导师何裕民教授 40 余年的临床治疗、饮食调理的理论和实践经验，结合自己 20 多年的营养学教学、科研和临床经验，向患者推荐权威、实用、有效的精准饮食方案，供参考。

巧用益生菌，调节肠道菌群

肠道菌群与肠道健康

所谓肠道菌群，简单地来说就是人体肠道正常的微生物。

每个人的胃肠道内都寄居着数以万计、种类纷杂的微生物，这些都成为肠道菌群。如双歧杆菌、乳酸杆菌等能合成多种人体生长发育所必需的维生素，还能提高肠道免疫力等。

俗话说"欲得长生，肠中常清""肠寿人长寿"，将肠道健康与疾病的关系说得浅俗而深刻。如今，越来越多的科学实验证明，肠道菌群的环境对人体的健康起着巨大的作用。大肠微生物与消化道之间的相互作用有助于维持肠道稳态，一个良好的肠道菌群环境不仅有助于我们消化和吸收食物中的营养物质，更能够帮助我们建立起正常的免疫力。而大肠内菌群的变化也可引起大肠的多种疾病，如结直肠癌。一些细菌已被鉴定出并被怀疑在结直肠癌发生中起作用，如牛链球菌、粪肠球菌、大肠埃希菌等。

有学者在研究结直肠癌患者粪便中发现，与健康志愿者相比，结直肠癌患者的粪肠球菌群体显著升高，而这些菌体数量上的差别可能潜在地导致上皮细胞的损伤和增加蜕变的可能性，并且可能是导致结直肠癌的因素。

另有研究发现，梭菌可通过参与脂肪酸的代谢过程中各种酶的合成来加速初级胆汁酸——如次级胆汁酸的转化，并证实了高脂饮食和肠道菌群失调在结直肠癌的发生中可能存在相互促进的作用，同时也证实了结直肠癌的发生是多因素、多步骤的过程。

因此，调节肠道菌群，维护肠道健康，是如今学术界研究的热点。

正确认知益生菌

什么是益生菌？2001 年，世界卫生组织（WHO）和联合国粮农组织（FAO）对益生菌定义：益生菌是活的微生物；当益生菌摄入充足的时候，对宿主（身体）产生健康益处，这说明益生菌对人身体是有益的。

随后国际益生元与益生菌科学协会（ISAPP）在 2014 年发表的共识中，对益生菌的定义做了补充，指出益生菌菌株鉴定和安全性评价的重要性：益生菌的产品或食物中的微生物，只有在进行分离鉴定、安全评价及功能试验之后，并且在摄入充足的时候，对身体产生健康益处的活的微生物才能被定义为益生菌。三者缺一不可。

目前认为，益生菌是通过定植在人体内，改变宿主某一部位菌群组成的一类对宿主有益的活性微生物。通过调节宿主黏膜与系统免疫功能，或通过调节肠道内菌群平衡，促进营养吸收，保持肠道健康的作用，从而产生有利于健康作用的单微生物或组成明确的混合微生物。

益生菌在临床上是一种常见的微生态制剂，它能够有效调节肠道菌群，保护肠黏膜屏障，降低肠炎的发生和改善肠癌患者肠道菌群的紊乱。因此，近年来，备受人们关注。

益生菌与肠癌的关系

益生菌的使用贯穿于整个肠癌的饮食治疗过程中。无论患者处于什么阶段、接受过什么样的治疗，益生菌都能够很好地帮助患者，有助于患者的康复。

有研究发现，肠癌患者粪便中的拟杆菌属比正常人明显增加，其中释放出来的毒素可能是诱发肠癌的原因。这项研究说明，肠癌的发生或与某些肠道细菌有关。

此后的研究中，人们又发现，当结肠癌患者进行化疗时，药物在杀死肿瘤细胞的同时，对正常的细胞也有毒性作用，破坏了肠道中健康的上皮细胞，致使肠道菌群紊乱，造成患者肠道问题。并且，化疗药物的毒性还可以杀死诸如粒细胞等相关免疫细胞，降低患者肠道免疫力。

对于手术治疗的结肠癌患者，大量使用抗生素会杀死肠道中某些微生物，导致肠道菌群紊乱，抑制了双歧杆菌等的生长，破坏了肠道菌群的平衡。

而肠道菌群失调容易引起二重感染或重叠感染，导致机体免疫力下降，出现营养不良、腹泻、便秘等病症的概率大大增加。

而益生菌具有调节肠道菌群等的作用。一项对 195 例结肠癌患者进行研究的临床试验结果显示：益生菌可以通过对肠道进行黏附定植，平衡肠道微生态，维护肠道屏障功能，对肠道免疫功能以及菌群失调进行调节和纠正。

一般常见的益生菌菌种大多来自乳酸菌属和双歧杆菌属，每个菌种都有自己的擅长之处。如双歧杆菌，它可以缩短食物停留在肠道的时间，对于肠癌便秘人群更适宜；而鼠李糖乳杆菌能够帮助肥胖人群减轻体重。所以合理食用益生菌制剂，以及家庭自制的酸奶等，可改善诸多肠癌患者素来偏差的肠道功能状态，促使胃肠功能明显优化。因此，对肠癌患者来说，益生菌的合理配合使用是一门必修的学问。

手术期

手术前：强化营养，增强肠道免疫力

● 饮食建议

加强肠癌患者手术前的营养，对术后肠功能的恢复，减少术后感染性并发症，缩短住院时间，都具有很好的帮助。建议手术前1周内，在患者完全可以正常进食的情况下，进行营养补充。

肠癌术前补充充足的蛋白质，一方面可以为患者提供一定的能量，增强抵抗力，缩短手术时间；另一方面能够在手术前纠正一些老年患者营养不良及贫血问题，促进术后康复。因此，患者可以多食用一些优质动、植物性蛋白质含量高的食物，如豆腐、蘑菇、香菇、鸡蛋白、鱼肉等。

膳食纤维，尤其是可溶性膳食纤维，作为益生元，可以促进肠道中有益菌的繁殖，提高肠道免疫力。目前很多国家都提出了膳食纤维的建议摄入量，我国推荐成年人膳食纤维摄入量为25克/天。每天摄入新鲜的蔬果，尽可能摄入含膳食纤维丰富的食物，如苹果、蓝莓、魔芋、西蓝花、香菇、糙米等。

研究表明，肠道菌群的健康对于整个围手术期都起着至关重要的作用。手术前保持良好的肠道菌群，可以降低术后并发症的发生以及伤口的感染，保护肠道黏膜的屏障功能。因此，可根据自身情况，每天适当地喝一杯低脂酸奶或者其他益生菌类制剂。

另外，患者还可以根据自身情况，在医生的建议下，补充提高身体免疫的医用营养补充剂。

● 术前一日食谱推荐

早餐	馒头 1 个（面粉 50 克） 鸡蛋 1 只 凉拌黄瓜（黄瓜 1 根）
中餐	米饭 1 碗（大米 100 克） 清蒸鱼（鱼 75 克，植物油、调味料适量） 番茄豆腐汤（番茄 100 克，豆腐 50 克，植物油、调味料适量）
加餐	圣女果（50 克），1 杯低脂酸奶（250 毫升）
晚餐	肉丝面（猪肉 50 克，面条 100 克） 青椒炒虾仁（青椒 100 克，虾仁 50 克，植物油、调味料适量）
食谱要点	1. 加餐可根据患者实际情况而定，可选择不添加。 2. 每天用油量不高于 25 毫升；每天用盐不超过 4 克。 3. 食谱是在允许正常进食的情况下使用，术前肠道准备期间需遵循医嘱。 4. 术前 1～2 天的饮食中，患者可以吃些粥、面条、馄饨、馒头等易消化的高碳水化合物食物，少吃或者不吃芹菜、笋、菠菜、红薯、玉米等纤维素含量高的食物，为手术前胃肠排空做准备。

　　根据美国及欧洲麻醉学会建议：肠癌患者在手术前的 6 小时需禁食，术前 2 小时需禁饮。对于术前有胃排空障碍和肠梗阻的患者，则需根据医嘱，延长禁食时间。

手术后：流质食物→半流质食物→软食

● 饮食建议

　　肠癌患者一般在手术后的 24～48 小时，给予禁食，甚至因其他原因禁食时间会延长，处于禁食阶段的患者大多数可通过静脉输液来补充身体对能量和营养素的基本需求。所以下文所说的饮食建议，是在医生允许进食的情况下进行。

由流质食物→半流质食物→软食进行过渡

所谓流质食物，简单点说，就是人们常说的汤汤水水，适合术后肛门排气，胃肠道功能初步恢复的患者。进食时，一开始可以选择一些清亮透明的清流质食物，如稀藕粉、过滤果汁、米汤、菜汁、酸奶等；然后，慢慢过渡到浓流质，如鸡蛋薄面糊、蛋花汤、较稠的藕粉、豆腐脑等。需根据医护人员的医嘱给予进食，每天 6～7 餐。

需要注意的是：容易产气的食物，如牛奶、蔗糖、豆浆等，在这个阶段避免食用。

• 一日流质食谱推荐

第一次	米汤
第二次	苹果水
第三次	蒸蛋羹
第四次	去渣、去油的清猪肝汤
第五次	稀藕粉
第六次	蛋花汤
食谱要点	1. 每次量在 200～250 毫升，可根据个人情况来增减。 2. 分多次进食。 3. 食物全都加工成液体状，易于吞咽。 4. 去油，去渣。

半流质食物一般比较细软，容易咀嚼、吞咽和消化。在患者适应了流质食物之后，可给予半流质食物。根据每个患者的实际情况，可以选择如大米粥、小米粥、碎菜肉糜粥、蛋花粥、烂面片、烂面条、馄饨、鸡泥等。这个时期可以将肉类食物做成肉泥、肉糜、肉丸等，且尽量选用白肉类食物。水果和蔬菜可以选择纤维素相对较少、水分相对较多的种类，如石榴、葡萄、梨、西瓜、哈密瓜等，可制成蔬果汁饮用。可根据医护人员的医嘱，每天 5～6 餐。

一日半流质食谱推荐

第一次	小馄饨
第二次	山药泥
第三次	碎菜肉糜粥
第四次	香蕉土豆泥
第五次	烂菜花面片汤
食谱要点	1. 食物加工成羹状，尽量使食物细、碎、软。 2. 少量多餐，每餐隔2～3小时，也可依据患者饥饿情况来定。 3. 在烹调时多用蒸、煮、炖来处理食物。

　　软食阶段的目的是慢慢让患者向普食过渡，所以建议患者选择营养均衡，粗纤维少，易于消化的膳食，如主食以发糕、粥、馒头、软饭、面条为主，适当增加豆浆及豆制品，多补充点水果或者果汁；蔬菜多选用含纤维素少的蔬菜及嫩菜叶，如冬瓜、南瓜、菜花、胡萝卜等，可将其切成小段后进行烹调，烹调方式以炖、蒸为宜。

　　在软食或者正常饮食的时候，尽量做到少食多餐，每天5～6餐，也可以根据自身胃肠情况加餐，但每次进食以不呕吐、腹部没有不舒服为宜。食物多咀嚼，有利于胃肠消化、吸收，减轻肠道的负担。

一日软食食谱推荐

早餐	包子，鸡蛋羹
加餐	低脂酸奶250毫升
中餐	鲜虾馄饨面
加餐	豆花
晚餐	软米饭、碎肉豆腐、冬瓜汤
食谱要点	1. 肉类以瘦肉为主，蔬菜应煮烂至软。 2. 对牛奶不耐受的患者，可适当用益生菌制剂或饮用酸奶。

化学治疗简称化疗，是一种药物治疗，它的目标是杀死肿瘤细胞。但是化疗药物的不良反应会引起或加重肠癌患者的营养问题。除此之外，化疗期间，一些化疗药物与食物之间的相互作用，也会影响化疗的效果以及营养素的流失。故化疗期的饮食调整尤其重要。

推荐"轻断食"

近年来，国外化疗期间风行"轻断食"。所谓"轻断食"，是现在最流行的、学界也比较认可的一种减肥、控制体重、控制代谢的方法。简单说，偶尔饿上一两顿、一两天，让肠胃休息休息，有助于控制体重和减肥。常用于肥胖、糖尿病、高血压等的辅助治疗，通过代谢、消解胰岛素抵抗等起到治疗或保健作用，这叫轻断食。

一项发表在国外杂志《细胞：干细胞》的实验中提到，轻断食能够激活身体的免疫系统。另外一项动物实验中还发现，轻断食能够减少化疗药物对实验鼠的副作用和死亡率，并能提升年老老鼠的免疫力。

具体方法：化疗前一天和化疗当天要尽可能少吃（特别是碳水化合物等）；化疗结束后，再慢慢恢复饮食；也可从喝粥开始，以减轻化疗副作用，加强疗效。临床上我们发现，当我们建议患者在化疗前 72 小时减少摄入食量，并要求患者调整摄入食物的就餐时间，如禁止患者在临睡前 3 小时内摄入一切食物，同时保持当天最后一餐与第二天第一餐间隔 12 小时的时候，患者在接受化疗期间恶心呕吐的症状会明显缓解。

"轻断食"理论的依据：人体正常细胞常有自我控制能力，一旦缺乏能量补充，正常细胞会自动回缩，以行自我保护；但癌细胞则相反，它会拼命扩张，特别活跃，努力摄取营养；故此时化疗药进入体内（血液中），杀死的多是活跃的癌细胞，却较少伤及自行回缩的正常细胞；从而提高疗效，明显减少副作用。这对肠癌患者的意义尤其突出。

化疗前：增加营养，提高对药物的耐受

● 饮食建议

化疗前的营养补充有利于减轻化疗中的不良反应，提高患者对药物的耐受，且可以调节肠道菌群，提高肠道免疫力。

建议多吃蛋白质含量丰富的食物，如鸡蛋、鱼肉、禽肉、瘦肉、大豆及其制品等；也可选择红枣、山药、芝麻、菠菜、枸杞子等具有补益气血、健脾作用的食物；饮食种类不宜单一，做到每天有肉有菜；食谱中可适当用些调味品，以促进患者的食欲。

化疗前的患者，如可以正常经口吃饭，营养状况良好，未见明显的体力虚弱及乏力，这种患者在化疗前 1～2 周开始饮食干预，结合每天合理的食物搭配：

● 一日食谱推荐（更适合于南方患者）

| 早餐 | 豆浆（无糖或低糖为宜）250 毫升＋玉米 1 根＋鸡蛋 1 个。 |
| 中餐 | 米饭一碗（150 克）＋鸡胸肉 80 克（水煮或油炒为宜）＋青菜炒木耳（青菜 100 克，木耳 5 克）＋番茄蛋汤（番茄 100 克，鸡蛋 1～2 个）。 |

晚餐	海参粥（海参1头、粳米100克，后附具体做法）＋白菜炖豆腐（白菜100克，豆腐80克）。

一日食谱推荐（更适合于北方患者）

早餐	玉米馒头1个＋鸡蛋1个＋米汤。
中餐	猪肝面疙瘩汤（新鲜猪肝50克，面粉100克，番茄100克）＋土豆炖牛肉（土豆150克，牛肉80克）＋拍黄瓜（100克）。
晚餐	胡萝卜饼（胡萝卜1根、面粉150克）＋肉末豆腐（豆腐150克，瘦猪肉50克）＋新鲜小番茄（100克）。

除了正常的饮食三餐外，可以根据患者的实际情况，进行食物的增减以及是否进行加餐形式。如患者胃口较好，消化能力较强，可以在两餐间添加一餐，以易消化的食物为主，汤粥为宜，如去油的山药排骨汤、灵芝麦片粥等。

食疗推荐方

山药排骨汤

食材：山药1根，排骨200克。

做法：排骨洗净焯血水，山药削皮切小块，将食材一起放入煲中先武火炖沸，撇开浮沫，后转文火炖1.5小时，加入少许调味料，撇开浮油沫即可食用。

功效：补脾养胃，预防化疗期的副反应。

灵芝麦片粥

食材：灵芝10克，燕麦片50克。

做法：灵芝粉碎，燕麦片放入砂锅中，加适量清水煮粥；待粥煮熟后，放入灵芝碎再煮片刻既可。

功效：提高免疫力，增强肠道免疫力。

海参粥

食材：海参1头，粳米100克，盐少量。

做法：处理海参，洗净，切碎，入锅沸水氽烫 3～4 分钟；粳米洗净，同海参一起放入锅中，加清水适量，熬煮至粥熟，加入少许盐调味即可。

功效：补充营养、提高免疫力。海参蛋白质丰富，含有人体自身不能合成的 8 种必需氨基酸，所含的氨基酸中精氨酸、赖氨酸含量最为丰富；海参中的多糖物质具有抗肿瘤、提高免疫力的作用。选择海参时，以颜色呈褐色，肠子是灰色的，肉质均匀饱满，手感较硬，不弯曲的为宜。

◇ 补虚正气粥

食材：黄芪 20 克，党参 10 克，粳米 100 克，白糖少许。

做法：将黄芪和党参浸泡后煎成汁，去渣待用；将汁放入锅中与粳米一起熬成粥即可食用。可根据自身口味，选择是否加糖。

功效：本方出自《圣济总录》。黄芪具有补中益气功效；党参性甘、平，具有健脾益气、养血生津的作用。两者相互配合，具有益气养血、疗虚损的作用，适合于化疗前气虚无力、食欲不佳的患者。临床中我们发现，给患者食谱中添加黄芪，患者化疗时的副作用明显减轻，何教授认为，这或许与黄芪中的多糖物质有关。

化疗中：减毒增效，缓解药物副作用

◦ 饮食建议

化疗药物的副作用会不同程度地影响肠癌患者的摄食以及营养素的吸收，因此，化疗期间患者的饮食至关重要，对于增强化疗效果，减轻患者副作用，都有一定的意义。

服用奥沙利铂治疗的患者，治疗 5 天内不应摄入冷的食物，如从冰箱里拿出来的食物、放凉的饭菜、凉拌菜等。

服用氟尿嘧啶治疗的患者，需要增加富含维生素 B_1 的食物，如亚麻籽、松子、黑豆、小麦胚芽等。

化疗期间适宜选择清淡、细软、易消化的食物，如清蒸鱼、汆丸子、豆腐、酸奶、馒头、细软的蔬菜等。

如若化疗中出现贫血，建议食用富含铁元素和维生素 C 的食物，如猪肝、木耳、口蘑、鸡蛋、紫菜、酸枣、甜椒、玫瑰果茶、针叶樱桃等。

化疗期间食欲缺乏及恶心呕吐的患者，建议少食多餐，可食用一些易消化且水分较少的食物，如馒头、蒸糕、吐司等。

适当补充富含 ω-3 不饱和脂肪酸的食物，如三文鱼、秋刀鱼、鲑鱼、芝麻、大豆、胡桃、核桃等。研究显示，ω-3 不饱和脂肪酸可增强某些抗肿瘤药物的疗效，抑制肿瘤的生长、侵袭和转移等，从而可提高治疗效果。

患者如能经口摄食，但有不同程度的胃口不好、乏力、贫血、白细胞减少及营养不良，并且在以往的化疗过程中有过严重的恶心、呕吐等副反应的，在饮食治疗中，常根据患者不同的症状，辅以药膳方可获良效。

一日食谱（仅供参考）：

早餐（7:30～8:00）：香菇面（香菇 3 朵，青菜 3 颗，面条 100 克）＋苹果 1 个或猕猴桃 1 个。

中餐（12:00～12:30）：杂豆饭（黑豆 20 克，黑米 50 克，大米 50 克）＋香菇鸡（香菇 5 克，草鸡一只）＋凉拌西蓝花（400 克）。

晚餐（18:00～18:30）：南瓜小米粥（南瓜 80 克，小米 100 克）＋馒头（面粉 50 克）＋木耳炒肉（木耳 5 克，瘦猪肉 50 克），芹菜豆腐干（芹菜 100 克，豆腐干 50 克）。

就餐时间限制：晚餐结束后，除了饮用少量白开水外，限制一切食物及加餐。

严重食欲缺乏的患者，可将三餐分为 5～6 餐，也可添加开胃食物，如山楂、山药等。

对于合并有恶心呕吐、吃不下的患者，建议：

早餐（化疗前 4 小时进食）：主食宜选择易消化、干性食物（馒头、花卷、白面包片、发糕、馕、包子等）＋药膳方：橘皮竹茹粥（陈皮 10 克，竹茹 15 克，粳米 150 克，后附具体做法）。

化疗时，可口含几片姜片，利于缓解恶心呕吐。

晚餐（化疗结束 2 小时后进食）：主食宜选择软食及半流质食物（阳春面、稠小米粥、菜末粥、藕粉等）＋适当增加电解质含量较高的食物（菠菜、银耳、海带、紫菜、白菜、甜椒等）。

对于化疗见腹泻的患者，建议：

早餐（化疗前 3 小时进食）：主食宜选择温热类食物（馄饨、番茄面、豆腐脑、面疙瘩汤等）。

如若腹泻特别严重，可在治疗中间，少量食用一些汤水类食物（如米汤、淡茶水、稀藕粉或药膳方健脾和胃饮等）。

中餐（少量进食）：主食宜选择软烂易消化为宜（酵母小馒头、白面包、土豆泥等）＋紫菜蛋汤。

晚餐（化疗后 2 小时）：主食以健脾和胃止泻的食物为主（山药薏苡仁粥、白扁豆粥、姜汁面等）＋一瓶低脂酸奶 250 毫升。

食疗推荐方

酵母馒头

食材：面粉 250 克，酵母 5 克。

做法：面粉发酵制成馒头即可。

功效：馒头水分少，有利于减轻化疗时的恶心、呕吐反应，缓解化疗时的副作用。并且酵母中锌元素和 B 族维生素含量高，有利于保护消化道黏膜、有助于消化吸收。

橘皮竹茹粥

食材：陈皮 10 克，竹茹 15 克，粳米 150 克。

做法：将陈皮洗净与竹茹一起放入锅中，加水文火煮 30 分钟，取汁放入洗净的粳米中，一起煮成粥，即可食用。

功效：本方具有理气健脾、止呕、提高肠道免疫力的作用。陈皮理气健脾；竹茹性甘，微寒，具有止呕的功效，并且竹茹中的多糖物质有利于调节肠道菌群，提高肠道的免疫力。本方尤其适合于服用化疗药出现食欲缺乏、呕吐、呃逆的患者。

健脾和胃饮

食材：白术 15 克，茯苓、薏苡仁各 20 克，炙甘草 6 克。

做法：所有食材一起用水煎服，即可。

功效：本方可益气健脾、升高白细胞。方中白术、甘草具有益气、健脾功效；薏苡仁、茯苓可健脾、祛湿。四味合用，具有益气健脾、化湿的作用，并且茯苓多糖可有效促进机体 T 淋巴细胞的增殖，升高白细胞。本方尤其适合于化疗出现白细胞低下的患者。

化疗后：补充营养，助患者元气恢复

● 饮食建议

避免食用过冷、过热的食物，以免刺激肠胃，引起呕吐；少食多餐，必要时适当加餐，以弥补化疗引起的营养素消耗；可以随身带点健康的零食，如谷物棒、水果、酸奶、坚果等。

如果化疗后患者食欲差，饮食要多样化，试着尝试新的食物和食谱，改变食物的摄入方式，如将水果改成水果奶昔、蔬菜由熟食改成凉拌等；注意色香味的调配，以增进患者食欲；可食用一些开胃的食物，如山楂、鸡内金、柑橘、番茄等；适当食用一些酸奶、腐乳等发酵食品。

化疗后患者的血液粒细胞较低，骨髓造血功能受损，身体免疫力下降，口腔黏膜破损，易形成溃疡。若出现口腔溃疡，患者应避免食用太热、酸性强，或粗糙、生硬刺激性食物与饮料，如火锅、咖啡、辣椒、酒精、芥末、花生等；注意补充 B 族维生素丰富的食物，如糙米、绿叶蔬菜、瘦肉等；食用细软、易于吞咽的食物，如馒头、鸡蛋羹、粥等，食物和饮料以室温为宜；进食后要注意保持口腔清洁，用温水漱口。

除了口腔溃疡，恶心呕吐也是化疗后常见问题，此时患者宜食清淡、易消化的细软食物，如馄饨、饺子、面条、花卷、肉泥等；如呕吐量特别多，要注意多次少量补水，如鲜榨果蔬汁、白开水、清淡的肉汤等；选择常温且干的食物，如面包、苏打饼干、馒头片等。

一日食谱推荐

早餐	一杯低脂酸奶 250 毫升＋山楂荞麦饼（后附具体食疗方）＋1 个水煮蛋。
中餐	杂豆饭（黄豆 20 克，大米 100 克）＋姜汁黄鳝煲（后附具体食疗方）＋香菇炒番茄（香菇 5～6 朵、番茄 1 个、甜椒 1 颗）。
晚餐	八宝粥（后附具体做法）＋水煮西蓝花（400 克）＋新鲜小番茄（100 克）。

食疗推荐方

山楂荞麦饼

食材：荞麦面 200 克，山楂片 20 克，陈皮、枳壳各 6 克，乌梅 5 克，糖适量。

做法：将橘皮、山楂片、枳壳、乌梅洗净，放入锅中加水煮 30～40 分钟，过滤取汁；再将荞麦面用取出来的汁和成面团，做成小饼状，放入平底锅中烙熟。

功效：陈皮理气健脾；枳壳具有理气宽中、行滞消胀的功效；乌梅性酸、涩，可敛肺、涩肠、生津。本方可健脾开胃，缓解化疗后食欲不振、腹胀的问题。大便干结、潮热、盗汗的患者不宜食用。

姜汁黄鳝煲

食材：生姜 20 克，黄鳝 200 克，盐和生粉适量。

做法：生姜煎取姜汁待用。黄鳝洗净切成段，与姜汁、盐和生粉拌匀，放入锅中，加适量清水，煮熟后食用。

功效：黄鳝补虚损、强筋骨，对升高白细胞有一定作用；生姜止呕，可缓解化疗后胃肠道不适。本方尤其适合于化疗后白细胞低下、恶心、呕吐的患者。

◈ 八宝粥

食材：红枣 5 枚，山药半根，龙眼肉 5 克，芡实、薏苡仁、白扁豆、莲子肉各 10 克，粳米 50 克，白糖少许。

做法：将白扁豆、芡实浸泡 2～3 小时，待用；山药洗净，削皮切片；将所有处理好的食材全部放入锅中，加水熬成粥即可。

功效：本款食疗粥可健脾、和胃止泻，适合化疗后体质偏弱、气血不足、食欲不振，尤其是便溏不成型的患者。

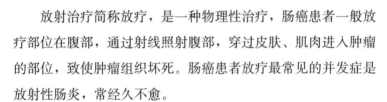

放射治疗期

放射治疗简称放疗，是一种物理性治疗，肠癌患者一般放疗部位在腹部，通过射线照射腹部，穿过皮肤、肌肉进入肿瘤的部位，致使肿瘤组织坏死。肠癌患者放疗最常见的并发症是放射性肠炎，常经久不愈。

放疗属热毒之邪，热毒伤津，易导致人体津液耗损。故对于放射性肠炎患者来说，通过食疗方可辅助清热解毒、润燥生津，缓解肠道问题。

急性放射性肠炎

◈ 饮食建议

急性放射性肠炎常发生在放疗期间或之后较短时间内

（2～3周），个别患者甚至可能在放疗后数小时就有症状。主要表现为腹痛、便血、腹泻等，严重时，还可能出现水电解质紊乱、肠梗阻和肠黏膜溃疡等表现。

此时，首先停止后续放疗。饮食上，宜限制动物性食物；禁饮酒、咖啡及浓茶；禁饮各类产气饮料，如汽水、苏打水等；禁用芥末、胡椒、咖哩粉、辣椒等辛辣调味品；不喝或者少喝乳制品等，以防范肠道不耐受出现腹泻问题；适当食用纤维含量较少的蔬菜和水果；尽量选择低油、无渣的半流质饮食为主；如若出现严重的营养不良，可遵循医嘱适当补充口服营养补充剂。

放疗常常会损伤人体津液，患者会出现津液不足、口燥咽干等副作用，饮食上宜多食点滋润而富有营养之物，如多喝鱼汤、瘦肉汤、梨汁、蛋花汤、荸荠汁和丝瓜汁等。

• **食疗推荐方**

◇ **桑葚枸杞粥**

食材：桑葚、枸杞子各 30 克，粳米 100 克，白糖少量。

做法：桑葚、粳米洗净，加水放入锅中煮沸，转文火熬20 分钟；再将枸杞子放入锅中，煮 5 分钟左右，根据自身口味加入少量的白糖调味即可。

功效：本方可生津润燥、滋阴补血。桑葚性寒，味甘、酸，具有滋阴补血、生津润燥的功效；枸杞子性平、味甘，具有滋补肝肾的功效，其多糖类物质具有增强免疫功能、抗肿瘤的作用。本膳适宜于放疗见肠燥便秘、头晕目眩、疲乏的患者。

◇ **马齿苋绿豆粥**

食材：鲜马齿苋 100 克，绿豆 50 克。

做法：将上述食材同煮成粥，分 2 次食用。

功效：本方源自《饮食疗法》，具有清热解毒、凉血止泻的作用。方中马齿苋，性寒凉，有清热解毒、凉血止泻的作用，可辅助治疗单纯腹泻或肠炎腹泻。绿豆是家常食品，既可消暑利尿，又能清热解毒。绿豆与马齿苋配伍，增强了本方的解毒、止泻作用。但脾胃虚寒的肠癌患者不宜食用。

◆ 山药白及粥

食材：干山药片 45～60 克（或鲜山药 100～200 克），粳米 100 克，白及 15 克。

做法：山药切片，米淘净，两者同煮粥，应注意用冷水入锅，加热过程中不断搅拌，以免结块；1 小时后加入白及粉，即可。

功效：和肠胃，止便血，消解肠道潜在的放射性炎症。早晚餐食用。

慢性放射性肠炎

◦ 饮食建议

慢性放射性肠炎往往持续 3 个月以上或放疗结束 6 个月以上仍然会有明显的症状，其主要特点是发病时间长，腹泻、便秘或腹泻与便秘同时交替发生，甚至会出现便血、黏液便及里急后重的表现，严重的患者还可能出现肠穿孔等。

根据病变部位不同，症状有所差异，如放射性小肠炎，以吸收不良、慢性腹泻为主要表现，容易出现慢性营养不良；若肠道出现狭窄，则可能间断出现肠梗阻症状。

饮食上要避免食用易产气食物，如韭菜、马铃薯、牛奶、板栗、冬枣等，因为一旦进食，胃肠道内气体增多，胃肠动力受到影响，会加剧肠炎的症状；避免过多地进食肥肉、油炸食品等，防止肠道脂肪吸收不良，导致脂肪泻。除此之外，还应少油烹调，以蒸、煮等过水烹饪方法为宜；避免食用高纤维的食物，如萝卜、芹菜、白薯以及粗杂粮、干豆类等；每周可适当食用 2～3 次瘦肉，以鱼、鸡肉等白肉为主，补充适当的蛋白质；选择易消化的食物，如粥、羹、烂面条、馒头、馄饨、肉泥等。

放疗常常会损伤人体津液，平时要多喝水，可多食一些滋阴生津的甘凉食品，如白木耳、百合、绿豆、白茅根、石斛、绿茶等，白茅根、芦根以新鲜为佳；也可以选用鲜榨植物汁液，如甘蔗、荸荠、梨、莲藕、西瓜、黄瓜、番茄等。

加强调节肠道菌群，促进肠道免疫力。放疗过程中，放射线对肠道正常菌群造成一定的影响，肠上皮细胞表面结构被损伤，易引起肠道菌群失调。临床上也常发生因小肠的吸收不良和肠蠕动紊乱引起的反复腹泻和便血，所以可适当根据医嘱服用益生菌制剂，使肠道中的微生态恢复稳定，缓解症状。

此外，胃脘部保暖也非常重要，此时患者肚子一受凉，往往就会诱发痉挛及腹痛、腹泻等。胃脘部务必要保暖。

◦ 食疗推荐方

◇ 银耳润燥羹

食材：银耳 20 克，冰糖 5 克，鸡蛋 1 枚。

做法：将银耳泡发，放入锅中蒸 8～10 分钟；将冰糖放入锅中融化，将鸡蛋打入糖水中搅拌，武火煮沸，起锅倒入银耳的碗中即可。

功效：银耳可养阴润燥；冰糖润燥生津。两者合用可益气养阴、清热润燥，尤其适用于放疗出现消瘦乏力、腹部隐痛、口干舌燥的患者。

◇ 银花清热饮

食材：金银花 10 克，蒲公英 20 克。

做法：将两味食材一起放入壶中煮沸，即可饮用。

功效：金银花和蒲公英皆为清热解毒之品，本方可清热解毒、保护肠道黏膜，适用于热毒血滞型患者，对放射性肠炎引起的肠黏膜充血、水肿、溃疡尤为适宜。

◇ 痛泻山药粥

食材：白芍、白术、防风、陈皮、白及各 15 克，山药60～100 克，粳米 100 克。

做法：白芍、白术、防风、陈皮、白及 5 味药入锅中，先加水 2000 毫升，煮半小时，加入山药、粳米，同煮粥，再煮半小时，即可。作早晚餐食用。

功效：可缓解慢性放射性肠炎之腹部隐痛、慢性便血、大便不畅等症状。

靶向治疗

靶向治疗作为肠癌的一种治疗方式，近年来受到人们关注。所谓的分子靶向治疗，是在细胞分子水平上，针对已经明确的致癌位点（该位点可以是肿瘤细胞内部的一个蛋白分子，也可以是一个基因片段），设计相应的治疗药物，药物进入体内会特异地选择致癌位点来相结合发生作用，使肿瘤细胞特异性死亡，而不会波及肿瘤周围的正常组织细胞，所以分子靶向治疗又被称为"生物导弹"。

是否可以采用靶向疗法，需要根据医生的评估，而且疗效也是因人而异。靶向药物因价格贵，何教授在临床使用时，根据药物疗效，结合患者的经济情况，常综合评估，给患者最佳的治疗方案。何教授认为，患者不能一味地追求靶向治疗。他认为那些有转移且病情控制不好的肠癌患者，尤其是出现了肝转移的情况下，比较适宜使用靶向治疗；而对于病情控制很好的患者，不建议使用，因为如果使用不当的话，可能会适得其反。

同样，靶向治疗也有一定的副作用。患者治疗期间同样要关注饮食问题，具体可参照化疗饮食治疗方法。同时，服药期间避免过多食用西柚、石榴、葡萄、桑葚、杨桃、柑橘等食物，此类食物中的部分植物化合物具有抑制体内酶的活性，从而干扰身体对靶向药的吸收利用，影响药效。

服药期间的饮食宜忌

食物中的营养素与药物之间的相互作用十分复杂，营养素影响着药物的吸收、分布及代谢，药物也影响着食物中营养素的吸收，最终影响机体的营养状态。那如何正确地对待服药期间的饮食选择？

服西药期间的饮食

正在接受铁剂治疗的贫血患者，不宜食用牛奶、乳制品。

牛奶中的磷与铁剂结合会形成沉淀，可影响铁的吸收。并且牛奶中的钙离子与肠道中铁剂竞争，使铁吸收减少，降低补血疗效。而且此时，建议不要喝茶，少食绿叶蔬菜。茶叶及绿叶蔬菜中的鞣酸、植酸、草酸中含量较高，它们与铁剂中的铁离子结合，影响铁剂在肠道中的吸收。所以建议此类患者，在服用铁剂 2 小时内不要食用茶叶及绿叶蔬菜，并且绿叶蔬菜在烹饪的过程中，最好先用水焯一下，再进行烹调。

服用比沙可啶的患者，常需要改善便秘问题。牛奶可使药物外表的肠溶衣过早溶解，造成肠道出现炎症或者溃疡。所以在服药后的 2 小时内都不宜饮用牛奶。

服用抗高血压药（硝苯地平、维拉帕米）的患者，不宜一同食用牛奶及乳制品。市面上有些添加维生素 D 的牛奶，会与此类药物产生拮抗作用，影响血压的控制。

口服环磷酰胺及厄洛替尼的患者，3 天内应避免进食葡萄柚及其果汁，否则会降低疗效。

服中药期间的饮食

常有患者跑来问笔者：我在吃中药，是不是不能吃萝卜？能不能和西药一起吃？确实，服中药的饮食禁忌不少，正确对待是关键。

辛辣食物多辛热，多食则会导致散气耗血、上火生痰，对于肠癌伴有湿热内蕴的患者，不宜食用。常见辛辣食物有辣椒、花椒、韭菜以及酒等。

生冷食物一直以来都是肠癌患者的一大忌，生冷食物多寒凉，对消化功能不好的肠癌患者来说，会加重病情，同时也影响药效。如冰淇淋、冰酸奶、冰镇饮料等。

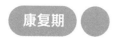

忌"填鸭式"硬塞

康复期是指肠癌患者经过化疗、放疗、手术以及中医药等治疗之后，自我休养和恢复健康的阶段，一般指出院后的3～5年。俗话说："病从口入。"经历手术、放化疗后，患者身心受到损害，需要很好的调治。处于康复期的患者，身体的各项功能处于逐步恢复中，这时候任何过激过度行为（不当的饮食、过量的活动、情绪上剧烈波动）都会造成不利的影响。

有的患者患癌以后，不会吃；有的消化功能刚有所恢复，胃口刚一开，即填鸭式地灌个饱。但常常事与愿违，补没"速成"，反倒加害于患者。

> 2000年前后，何裕民教授看诊过一个肠癌患者，该患者体型肥胖，肝癌肠转移，手术切除以后做了化疗，然后就接受何教授的中药调理。可能是由于中药调理效果很好的缘故，他胃口特别好，就拼命吃。他认为，反正自己癌也切掉了，没问题了，所以大鱼大肉每天照吃不误。过了没多久，发现肚子痛，检查后显示局部复发了。再次做了手术，然后进行化疗，这次何教授和他家属都特别叮咛，要其控制饮食，包括主食要控制，动物类的蛋白脂肪更是要严格控制。
>
> 由于吃了两次苦头，所以他也吸取了教训，开始的时

候由于肉类吃少了，每天觉得胃里特别"嘈杂"，很难受，教授就建议他临睡前吃点燕麦片。他现在体重控制在65千克左右，人活得好好的，不像以前最胖的时候达到95千克，他也觉得精神很舒畅，再也没有出现过复发和转移的情况。

因此，肠癌患者的稳定期和康复期只是相对的，尤其要注意：必须严格管好自己的嘴，不可过食！否则，很可能追悔莫及。

调补需细火慢熬

肠癌患者常常接受放化疗，放化疗会杀伤白细胞，食欲随之减退，消化功能往往较弱，稍微吃得好一点、饱一点，胃肠道便会受不了，出现"消极怠工"，常见腹胀、呕呃、便秘、腹痛，甚至肠梗阻等。

因此，必须明确一点，虚人调补，只能细火慢熬！一点一点来，千万不可操之过急，否则，往往结果会适得其反！

再者，吃进去的远非就是补进去的，吃进去，仅仅进入肠道，能否吸收才是关键！吃得太多、太好，吸收不了，反倒增加肠胃负担而为害！

总之，调补需细火慢熬，缓缓图之！

稀糜渐稠厚，勿过食

其实，中医学早有"虚不受补"的告诫。如《伤寒论》记载："病新瘥，人强予谷，脾胃气尚弱，不能消谷，故令微烦，损谷则愈。"告诉人们病始于初愈时，常因病邪折磨致病体虚弱，脾胃受伤，此时若盲目进补和强制饮食，脾胃则不能消化食物，如果适当限制进食，则身体会恢复。

北宋名医庞安时则指出了病后调补的方法，曰："凡病瘥后，宜先进清粥汤，次进糜粥，亦须少与之，切忽过食也。至于酒肉，尤当禁。"就是说，在疾病的恢复期和康复期，大病刚愈后，饮食应由稀糜渐稠厚，数量由少到多，如此循序渐进，不能过食，至于酒肉之类的食物，当属禁忌之类。

对于肠癌患者，宜多食具有抗肿瘤、抗氧化作用的食物，有利于预防肠癌的复发，提高免疫力，如薏苡仁、香菇、蘑菇、洋葱、猴头菇、葡萄、蓝莓、茄子等。

食疗推荐方

◈ 马齿苋薏仁粥

食材：马齿苋 15 克，赤小豆 20 克，薏苡仁 30 克。

做法：马齿苋洗净、切细；赤小豆和薏苡仁先用温水浸泡，加水煮至七成熟；先将粳米洗净加清水适量，武火煮沸，加入赤小豆和薏苡仁，文火煮成粥，放入马齿苋煮熟，调味即可。

功效：马齿苋为药食两用植物，有清热利湿、解毒消肿、消炎利尿作用；赤小豆利水祛湿；薏苡仁健脾祛湿。本粥可用于肠癌见里急后重，肛门灼热，恶心呕吐者。马齿苋为肠道疾病常用食材，平常吃法如凉拌、煮粥、做饺子等，都可，且易被大众接受。

◈ 白术猪肚粥

食材：猪肚 1 个，白术 30 克，粳米 100 克，生姜少许。

做法：猪肚洗净，切成小块。将白术煎煮取汁液。用此汁液与粳米、猪肚和生姜共煮粥食用。猪肚可取出蘸麻油、酱油佐餐。

功效：白术味甘、苦，有益气健脾、燥湿的功效；猪肚健脾、补虚损。上述食材共用，可益气健脾，用于康复期患者见胃口不好、食欲不振者。中医学有"以脏补脏"之说，因此，肠胃不好的患者，我们常推荐患者食猪肚，有一定的疗效。

◆ 黄芪猴头菇鸡汤

食材：黄芪 30 克，猴头菇 20 克，嫩鸡肉 200 克，葱段、姜片等调味料各适量。

做法：将黄芪洗净，切片，装纱布袋后扎口，猴头菇温水发涨 30 分钟，洗净后切成小片。鸡肉切成小块，煸炒后用泡猴头菇的水及少量清汤同入砂锅，加黄芪、葱段、姜片、料酒，文火煨炖 1 小时，加猴头菇片、精盐，再煮片刻，加适量五香粉即成。

功效：补中益气、强体抗癌。黄芪具有补中益气、增强免疫力的作用；猴头菇中含有丰富的多糖，能明显提高巨噬细胞的吞噬功能，改善人体免疫力。鸡肉具有温中益气、补精填髓的功效。三者合用，可补中益气、强体抗癌，适用于气血亏虚的患者。

欲常动，但不可大疲尔

生命在于运动，"流水不腐，以其游故也；户枢不蠹，以其运故也"。人体内如果气血畅通无阻，运行不已，就会健康长寿。

第三版指南告诉人们：每天适度的体力活动可降低肠癌风险。

"生命在于运动"，对于肠癌患者来说尤其如此。但很多患者认为，自己身患"不治之症"，运动又有什么用？再加上治疗后患者身体虚弱，更加限制了患者的运动能力。但俗话说得好："动则生，不动则衰。"适当运动不仅可以促进胃肠功能的恢复，还能很好地提高免疫力，升高白细胞、缓解癌因性疲劳及失眠等问题。

但有的患者为了尽快康复，不注意运动量，在体力不能承受的情况下强行参加一些运动，反而不利。

去年遇到一位患者，直肠癌术后1个月，因手术后严重贫血，体质虚弱，看见她时直接是躺在接诊室门口，路都走不了，笔者当时很纳闷，就算贫血严重，也不至于连路都走不了，细问才发现，就诊前一天，跟着朋友去爬山，爬到半山腰后问题出来了，头晕特别厉害，两眼开始发黑，腿一下子使不上劲，软下去了。

虽然运动有利于肠癌患者身体的康复，但运动量应适可而止，不可急于求成，切忌运动过度。孙思邈、陶弘景等名医兼养生家都强调"人欲常动，但不可大疲尔"。主张运动要适度，特别对癌症患者来说，这句话更重要。

一开始患者的身体还没有恢复，运动不宜过猛、过大，以防出现不良反应，加重病情。如果遇到体温升高，癌症病情复发，某些部位出现出血倾向，白细胞低于正常值等情况时，最好停止锻炼，以免意外发生。

临床上，我们常推荐肠癌患者采用适合自己体力的运动方式，并结合自己的运动喜好，循序渐进地推进。如慢走、太极拳、八段锦、瑜伽、慢跑、骑行等，每天运动 30 分钟左右，以轻微出汗为宜。

　　康复早期，身体较虚弱的患者，建议采用静、慢、放松的运动，如散步、自我拍打、按摩等。康复中期体力较好的患者，建议采用一定强度的方式，如慢跑、太极拳、五禽戏等。待体力恢复正常时，建议采用跑步、打羽毛球、乒乓球、篮球、健身舞等。

对症治疗，精准饮食来帮忙

饮食方面，很多患者都会忽视对"症"的重要性。但临床实践显示，食物无毒无副作用，通过合理的饮食来缓解肠癌患者的症状，患者大多愿意接受，而且已取得了明显的效果。因此，患者根据不同症状，采取针对性的饮食措施，并将它运用到每天的生活中，对治疗有积极的帮助。

恶心、呕吐

肠癌患者出现恶心、呕吐的原因很多，除了化疗药损伤肝脏功能、消化道黏膜以外，放疗、手术、饮食不当、肠梗阻等因素，都可能引起患者出现恶心、呕吐等。恶心、呕吐不仅会给患者带来生活上的痛苦，进食受限，甚至因此而导致患者的治疗被迫停止。

• 饮食建议

需要根据患者的症状，采取积极的饮食调护措施，提高患者生活质量和治疗效果。

如恶心症状不明显，但呕吐物多，可禁食3～4小时，直到症状缓解或停止后，选择少量流质食物，可先食米汤、饺子汤、面片汤等，然后开始少量多次食用一些较干的低纤维食物，如苏打饼干、馒头、软米饭等。

如呕吐次数多且特别严重，需要防止脱水现象及电解质紊乱，可少量多次饮水，适当地选择淡盐水、淡茶水、去渣的蔬果汁以及电解质液等。

若化疗期间恶心、呕吐，不宜吃太饱，以免造成肠胃不适，加重呕吐症状；每次呕吐的间歇期，可适当进食一些新鲜的水果，建议进食后不要立刻躺下，可以选择半卧位进行休息，避免引起恶心呕吐。

若患者仅出现恶心症状，可以尝试含生姜片来缓解，同时尽量避开油烟或味道比较重的环境，避免加重恶心的症状。

食疗推荐方

半夏陈皮粥

食材：姜半夏 9 克，陈皮 6 克，粳米 100 克，冰糖少许。

做法：冷水 1000 毫升浸泡姜半夏和陈皮，煮沸 30 分钟左右滤出药液；将药液与粳米共煮粥，加糖调味即可。

功效：姜半夏性温，具有降逆止呕的作用；陈皮理气健脾。两药同用降胃气，和胃止呕，对缓解恶心、呕吐有一定帮助。

枳壳竹茹汤

食材：枳壳 10 克，竹茹 15 克，生姜 9 克。

做法：上述食材加水，煎汤服用。

功效：枳壳可理气宽中、行滞消胀；竹茹具有清热化痰、除烦止呕的功效；生姜和中止呕。本方三味同用，可理气、和中止呕，用于腹胀、恶心、呕吐、食欲不振的患者。

◇ **佛手山药粥**

食材：佛手 15 克，干山药 45～60 克/或鲜山药 100～200 克，粳米 100 克。

做法：上述食材洗净切片，加水 1000 毫升，文火，同煮粥，70 分钟即可。作早、晚餐食用。

功效：可理气、和中止呕，改善食欲缺乏等症状。

食欲缺乏

肠癌患者经常出现没胃口、不想吃饭等现象，这与多方面因素有关。如放化疗引起恶心、呕吐、不舒服等，导致患者没胃口；化疗药物造成味觉异常，导致患者进食时，没食欲；放化疗等治疗对胃肠黏膜的损伤，影响正常的消化功能，也会引起食欲不振。

● **饮食建议**

如因化疗期间恶心呕吐导致的食欲不好，则可以少食多餐，每餐选择高能量、易消化的食物，以馒头、粥、馄饨、面条为首选；如出现味觉异常的患者，可以适当增加饭菜的味道，多用一些醋、姜、蒜、咖喱等调味料，经常变化烹饪方式，增加食物的色香味；如因消化不良、便秘而造成患者早饱或者胃口浅、吃不下，可以选择一些消食化积的食物，如山楂、麦芽、鸡内金、萝卜、酸奶等；或者选择一些膳食纤维含量丰富的食物，如玉米、小麦麸皮、大豆及豆制品、菠菜、红薯、西蓝花、火龙果、猕猴桃、香蕉等，这些食物有利于加快肠道蠕动，帮助缓解因腹胀便秘而食欲缺乏的问题。

◆ 健脾消食羹

食材：山药、茯苓、麦芽各 15 克，山楂 20 克，鸡内金 30 克，鸡蛋若干枚，食盐和酱油适量。

做法：除鸡蛋外，其他药材共研成细末，每次 5 克，加鸡蛋 1 枚调匀蒸熟，加入适量的食盐或酱油调味后直接食用。

功效：山药、茯苓与鸡蛋具有补中益气的功效；山楂、麦芽与鸡内金具有消食导滞的作用。本方可消积导滞、行气除胀，适用于脾胃虚弱、消化不良导致的食欲不振、饮食不化的患者。

◆ 陈皮大枣饮

食材：陈皮 6 克，大枣 3 枚。

做法：大枣去核，与陈皮共煎取汁即可。

功效：陈皮具有理气健脾的功效，并且经研究证明，陈皮对胃肠道平滑肌有温和的刺激作用，能促进消化液的分泌和消除肠道积气。大枣具有补中益气、养血安神的功效。故两者一起食用，可健脾益气，适用于脾虚食少的患者。

◆ 香蔻二豆汤

食材：白扁豆 50 克，赤小豆 100 克，鲜藿香叶 6 克，白豆蔻 3 克，食盐少许。

做法：先将白扁豆、赤小豆加水煮汤，藿香叶、白豆蔻洗净装入纱布袋中，待豆熟烂后加入药包煮 10 分钟，去药包，调味，食豆饮汤。

功效：本方有行气、化湿、止呕等功效，适用于肠癌纳呆、胃口不佳、恶心呕吐而见湿热中阻者。

便血

肠癌患者出现便血比较多见，当癌细胞侵及黏膜下层血管，或侵犯到肠系膜血管时，患者就会出现便血现象；或者因过多食用粗纤维、难以消化的食物，也会因肠黏膜损伤而导致出血等。但长时间便血且出血量大，可能还会伴有贫血的现象。所以便血患者除了要止血外，还要注意补血，以避免贫血的发生。

饮食建议

建议患者减少摄入高纤维的食物，如魔芋精粉、玉米、小麦、燕麦、荞麦、竹笋、脱水蕨菜、黄豆、青稞、白芸豆、芹菜等；尽量少吃或不吃难消化的食物，如年糕、粽子、奶油、红烧肉、巧克力、炸鸡、牛羊肉、蛋黄、韭菜、火腿、香肠等；维生素 K 参与凝血酶原及凝血因子合成，能够缓解肠道出血，所以多吃富含维生素 K 的食物，如香蕉、圣女果、蓝莓、菠菜、猕猴桃、梨、无花果等；以半流质及软食为主，避免刺激肠道，加重出血现象，如馒头、面条、粥、软米饭、面片汤、包子、水饺、馄饨、肉泥、肉丸子等。

食疗推荐方

◇ 猪血菠菜汤

食材：猪血 100 克，菠菜 150 克，盐少许，芝麻油少许，小葱 1 根。

做法：将菠菜洗净，取出根茎待用；猪血清洗，切块，放入热水锅中焯水捞出；葱切成小碎末；将猪血放入锅中煮沸，再将菠菜放入锅中，直至变软变色，加入少许盐搅拌均匀，撒上少许芝麻油和葱末即可食用。

功效：猪血含有丰富的动物性血红素铁，人体吸收率较高，可以很好地补充因便血而流失的铁元素。而且猪血含有丰富的硒、钾、锌、维生素 B_2 等营养物质，有利于修复损伤的肠道黏膜，具有很好的止血效果；菠菜中富含维生素 K，能够促进血液凝固，有利于缓解出血现象。

需要注意的是，猪血的胆固醇含量较高，每周最多食用两次；猪血宜选择颜色暗红，易碎，切面粗糙，有不规则小孔为宜；菠菜因含有植酸和草酸类物质，焯水 1 分钟捞出后烹饪，煮烂后食用比较好。

◇ 荠菜粥

食材：荠菜 50 克，粳米 100 克，盐少许。

做法：荠菜洗净，焯水后切碎备用；粳米洗净，浸泡 15 分钟后武火煮开，中文火熬到米粒开花；加入切碎的荠菜，适量继续煮 5 分钟，加入适量的盐或香油调味即可。

功效：缩短便血时间，止血。荠菜中含有荠菜酸，可以缩短大便出血时间，起到快速止血的作用，改善患者便血问题。并且荠菜与大米同煮粥，有利于胃肠的消化和吸收。建议将荠菜煮烂食用，每周食用 2 次为宜。身体虚寒的患者不宜多吃。

◇ 清炒红薯叶

食材：红薯叶 100 克，植物油、盐、蒜末少许。

做法：红薯叶洗净，根茎切段，锅内热油，放入蒜末炒香，放入红薯叶，倒入盐翻炒均匀，茎叶变软即可食用。

功效：止血消炎。红薯叶含有丰富的黄酮类和多糖类化合物，具有抗氧化、抗炎作用。富含维生素 K，有利于调节体内凝血蛋白质合成，具有凝血止血的作用，可缓解便血症状。红薯叶宜炒、炖，易于维生素 K 的吸收。

便秘

便秘是肠癌患者最常见的临床症状之一，是指大便干结、排便困难、排便费力或排便次数减少（每周排便少于 3 次）的表现。其原因包括治疗药物因素、食物摄入过少造成肠道蠕动慢、饮食不合理、体内肠道菌群紊乱等。临床常见到有一些患者，大便一次难解，就用泻药，以至于因泻药使用过多而造成了肠道二次损伤。因此，需引起重视。

◦ **饮食建议**

对于因蔬果吃得少引起的便秘，可多吃些蔬果，及含植物纤维素多的多渣食物，如红薯、土豆、绿叶菜、韭菜及干果类食品等。

对于饮水不足或者脂肪摄入少引起的便秘，可以针对性地增加饮水量和增加脂肪类食物摄入，建议每天饮水 1500～1700 毫升，以温热的白开水为主，炒菜比平时多放点油，多吃点肉类等。芝麻、核桃和蜂蜜等，可以润肠通便，可以将芝麻、核桃打成粉，每次一勺，加温水和蜂蜜一起食用。膳食中应避免刺激性食物，如辣椒、胡椒、酒、浓茶、咖啡及各种香料。

根据病情，可以在医生指导下服用乳果糖或者水溶性膳食纤维素制剂；维护肠道菌群，可适当地食用一些富含益生菌的酸奶或益生菌制剂。

需注意的是，应避免长期使用刺激性泻药，如番泻叶、大黄、芦荟等。

- 食疗推荐方

香蕉荸荠羹

食材：香蕉2根，荸荠100克，淀粉、蜂蜜各适量。

做法：将香蕉剥皮切块，荸荠削皮切块。清水适量煮沸后将香蕉、荸荠块投入煮片刻。然后放入淀粉搅拌，最后放蜂蜜即成。

功效：香蕉具有润肠通便的作用；《中药大辞典》云："荸荠可清热、化痰、消积。"两者合用，具有清热润肠之功效。但糖尿病与虚寒体质的患者，不宜食用。

蜂蜜决明茶

食材：生决明子10克，蜂蜜适量。

做法：将决明子加水200毫升，煎煮5分钟，冲入蜂蜜，搅匀后当茶饮用。

功效：本方源自《食物本草》。方中决明子上清肝火、下润大肠，适用于大便干结、便秘、尿黄的患者；蜂蜜功善润肠通便、润肺止咳、滋养和中，是天然的营养性润下剂。二者合用，具有润燥清热、泄热通便之功效，且作用平和。决明子具有缓泻的作用，不宜大量食用，否则容易造成腹泻问题。

有些肠癌便秘的患者，急于排便，会自行在药店购买番泻叶通便。对于便秘日久的，偶尔少量用一下无妨，但一般我们建议患者先用平和的通便食材，如决明子、核桃、蜂蜜等，往往能起效，且对肠道无损伤。

裙带菜

食材：裙带菜（干品）10～15克。

做法：泡开后，凉拌，加上适当调味品，即可进食。

功效：此系何裕民教授经验方。裙带菜属海藻类的植物，系海产品之一，本身有软坚散结之功，又有助于通便，且配合疏肝理气，可以通大便。作为补充，裙带菜营养价值很高，其每百克干品含粗蛋白 11.6 克，且含十几种人体必需氨基酸，钙、碘、锌、硒、叶酸和维生素 A、维生素 B、维生素 C 等含量也高。其钙含量是牛奶的 10 倍，锌含量是牛肉的 3 倍，铁含量高于菠菜，蛋白质量优于 1.5 个海参，含碘量也高，对骨骼、智力等都极为有益，有很好的通便之功。但对于甲状腺疾病者需谨慎，必须在监控碘摄入情况下服用。

腹泻

癌症患者腹泻的原因有很多，如消化不良、肠道菌群失调、食物不耐受、腹部感染、腹部放疗及化疗药物的副作用等，其中消化道肿瘤腹泻问题最为明显，尤其是接受过放化疗治疗的患者。据报道，100 个患者接受放疗后有 80 个会因放射性肠炎而发生腹泻。某些胃肠肿瘤常用的化疗药对胃肠黏膜细胞造成损伤，导致腹泻的发生率为 5%～20%，且多较为严重。

腹泻的发生不仅会降低患者的生活质量，导致患者营养不良、免疫功能下降，而且会影响患者对治疗的耐受性。

• 饮食建议

腹泻特别严重时，注意补充液体，确保充足的电解质和维生素，如白开水、米汤、运动饮料、蔬菜汤、果蔬汁或口服补液盐等；以软食和半流质食物为主，如面条、馄饨、饺子、白面包、鸡蛋羹、肉糜、粥等；减少油脂的摄入，每天油脂控制在 20 毫升以下为宜；不宜食用碳酸饮料、口香糖等含有木糖醇的食物，以免造成胀气、肠鸣；避免过多摄入纤维素多的蔬菜和水果，以免加重腹泻症状，如竹笋、黑木耳、桑葚、芥菜、黄豆、青稞、芹菜、洋葱、未去皮的水果、生菜沙拉、豆角、辣椒等；腹泻会导致肠道菌群失衡，肠道功能紊乱，可适当补充复合益生菌制剂，调节体内肠道菌群，缓解腹泻症状。

● **食疗推荐方**

◇ **白扁豆粥**

食材：白扁豆 20 克，粳米 60 克，冰糖少许。

做法：冷水 1000 毫升与白扁豆、粳米共煮粥，加糖即可。

功效：白扁豆性平，具有健脾、化湿的功效，与粳米同用，尤其适合于脾虚体内湿气重的腹泻患者。但白扁豆中含有一种凝血物质和溶血性皂素，食用未煮熟的白扁豆，易出现头痛、头昏、恶心、呕吐等中毒症状，所以在煮制扁豆粥时，白扁豆要充分煮熟、煮烂。

◇ **八珍糕**

食材：人参 15 克，山药、芡实、茯苓、莲子各 180 克，糯米、粳米各 1000 克，白糖 500 克，蜂蜜 200 克。

做法：将人参等各药分研为末，糯米、粳米如常法磨制为粉，各粉放入盆内，与蜂蜜、白糖混合均匀，入水适量煨化，同粉料混拌和匀，摊铺蒸笼内压紧蒸糕，糕熟切块，火上烘干，放入瓷器收贮。每天早晚空腹食用 30 克。

功效：本方源自《外科正宗》。人参味甘，可补益五脏、生气血、提高免疫力。山药性甘，性平、和缓，补脾养胃、固肾。芡实味甘，性平而涩，健脾固肾、淡渗除湿，补而不燥，利不伤阴，与山药合用，则补中有涩，相辅相成。茯苓味甘而淡，功能利水渗湿，补中安神，与芡实、山药相伍，具有健脾祛湿功效。莲子肉味甘善补，涩敛精气，与其他食材合用具有养心益肾、补脾涩肠功效。此方具有补中益气、收涩止泻的作用，尤其适合于脾虚腹泻的患者。可当作零食来吃。

这是一款经典方，为了操作便捷，我们常在此基础上加减运用，效果往往亦可。如对于肠癌腹泻的患者，可以用山药、芡实、莲子肉与粳米共煮粥，或者此三味与瘦肉炖汤，保健作用也是不错的。

◆ 灵芝葛根糊

食材：灵芝 20 克，葛根粉 40～50 克。

做法：灵芝切碎，加入冷水 1000～2000 毫升煮 1 小时后去灵芝，此水用来调葛根粉，成糊状，即可服用。

功效：扶正驱邪、化湿止泻，尤其适合于脾虚体内腹泻患者。有关研究提示，灵芝与葛根粉均有抑癌之功，而且补益功效不错。

腹胀、腹痛

肠癌腹胀及腹痛的原因有多种，肠癌手术后的腹痛、溃疡性疼痛、术后伤口恢复期的疼痛，放疗后肠道损伤痉挛性疼痛，以及肠梗阻的腹胀、腹痛等。

◆ 饮食建议

建议患者首先注意胃脘部保暖；其次，饮食上需注意：

宜多食行气止痛的食物，如佛手、萝卜、橙子、橘子、金橘、陈皮等；控制膳食纤维的摄入，少食如芥菜、脱水蕨菜、发菜、紫菜、黄豆、青稞等高纤维的食物，避免加重腹痛问题；以容易消化的食物为主，如鸡蛋羹、粥、软饭、面条等；控制盐和高脂肪食物的摄入，如腊肉、咸鱼、咸肉、咸菜、香肠、炸鸡、炸带鱼、炸猪排、盐渍梅肉类、薯片、椒盐花生、奶油蛋糕、奶茶、巧克力等。

● 食疗推荐方

◇ 马齿苋瘦肉粥

食材：马齿苋 60 克，鸡胸肉 50 克，粳米 150 克，食盐少许。

做法：鸡胸肉切成小丁，马齿苋洗净，切碎，大米粥煮到黏稠的时候，加入鸡肉丁煮 3 分钟，再加入马齿苋煮 2 分钟左右，加入适量的盐调味即可。

功效：马齿苋具有消炎、抗菌的作用，《本草纲目》指出：其有散血消肿的功效，能够缓解腹部肿胀的症状。现代营养学认为，马齿苋中的钙能够促进血管收缩，减少血液流量，具有缓解疼痛的作用。本品可化瘀消肿、缓解腹痛，适合于消化道溃疡及伤口发炎的腹痛患者。

◇ 胡萝卜炒芋头

食材：芋头 2 个，胡萝卜 1 个，盐、植物油少许。

做法：芋头煮熟，剥皮，切块备用；胡萝卜切片；锅里热油，加入胡萝卜，炒至半分熟，倒入芋头，加水翻炒，再焖 2 分钟，开武火，收汁即可。

功效：芋头可散结消肿，胡萝卜补益气血。本方消肿散结，适合于肠道轻微梗阻及肠道痉挛的腹痛患者。

◇ 佛手山药粥

食材：佛手 20 克，山药 50 克，粳米 50 克。

做法：佛手加水 500 毫升，煮水 300 毫升，滤掉佛手，加粳米、山药，文火熬成稀粥。

功效：本方可行气止痛，适用于肠癌纳呆而见腹胀、腹痛等症者。每天 2 次，早晚各 1 次。

肠梗阻

笔者临床中遇到一位肠癌老太太，特别听医生的话，平日里经常吃些粗纤维的蔬果。一天午饭，她吃了些切得长长的炒芹菜，饭后又吃了点冰箱里拿出来不久的小番茄。吃完不久，老太太就觉得肚子不舒服，渐渐肚子越来越胀，腹痛，恶心。女儿赶忙把老太太送到急诊，一查是肠梗阻。医生建议先内科保守治疗看看，如果不行，可能要手术。

老太太一听要手术，吓死了，赶紧让女儿联系我们，看看中医有没有办法。其实老太太的情况不是很严重，我们在电话里安慰老太太并解释了一下病情后，老太太放心了。我们除了让老太太遵照医嘱外，根据老太太的个人情况，开了食疗方，还特地叮嘱她，以后少吃冰冷食物，蔬菜要切得细一点，肉要炖得烂一点。3 天后，老太太女儿联系到我们，说病情好转很多，老太太可开心了，说这下不用吃手术的苦头了。

其实肠癌患者因饮食不当而造成的肠梗阻不在少数，这只是其中一例。

中医学认为，手术后，患者血脉损伤，离经之血瘀滞中焦；加之患者体虚神疲气弱，饮食不当，致气机逆乱，通降失衡，腑气不畅或气机闭阻而发为肠梗阻。六腑"以通为用""以降为顺"，故治疗应以顺气降逆、通腑为主。

● 饮食建议

肠梗阻患者在发作时应禁食、禁饮，通过静脉注射补充身体所需的水分和各种营养物质。在没有腹痛、腹胀，患者恢复肠功能之后，医生允许进食的前提下，可以饮用少量的开水或流质食物，如米汤、米糊、番茄汤、较稀的藕粉、婴儿米粉等。禁食容易产气的甜食和牛奶等食物，并逐渐转化为半流质食物及软食等。不宜食用如腰果、牛肉干、烧饼、馒头干等干性食物。宜吃富含蛋白质及铁质的食物，如瘦肉、鱼虾、动物血、动物肝肾、蛋黄、豆制品、大枣等。

● 食疗推荐方

◆ 莱菔子粥

食材：莱菔子 20 克，薏苡仁 50 克，粳米 100 克。

做法：将莱菔子用纱布包好放入砂锅内，与粳米和薏苡仁同煮，武火煮沸，改用文火煨煮成粥，粥成时，取出纱布包。

功效：莱菔子可消食除胀，本品健脾消食、顺气除胀，有助于肠梗阻患者的恢复。

◆ 杏仁黑芝麻糊

食材：杏仁、南瓜子、黑芝麻各 10 克。

做法：将上述 3 味食物分别放在炒锅中文火炒黄，研成粉末，用少许蜂蜜调和服用。可每天服用 1 次。

功效：杏仁、南瓜子、黑芝麻 3 味均可润肠通便，本品适用于慢性、单纯性肠梗阻，一般指无需进行手术的患者。

◈ **番茄面片汤**

食材：面粉 200 克，番茄 2 颗，鸡蛋 1 个。

做法：面粉和成面团，面团擀薄皮。西红柿洗净切小块待用。热锅倒少许的油，西红柿炒至软烂，加水，水开后下入面片，待再次水开后打入鸡蛋，用筷子迅速搅拌，把鸡蛋在锅中打散，水再次沸腾后煮半分钟左右即可。

功效：番茄富含维生素 C、番茄红素、钾等成分，有利于缓解水与电解质代谢紊乱及体液丢失，适合肠梗阻术后的患者。

肠道功能紊乱

如果说大脑是控制人的情绪、行为、语言的器官，那肠道就是控制我们消化和吸收以及微生物平衡的第二大脑，我们常在患者初诊时，就跟患者强调肠道健康的重要性，它的健康与否，直接影响着我们身体免疫系统的健康。特别是肠道菌群，参与着多种营养素的代谢，有助于维持正常营养物质的吸收。对于便秘、腹痛、腹泻、腹胀等问题，并且有时这些症状交替出现，这种情况，部分原因与肠道菌群失调有关。

因此，如果临床上发现患者有肠道菌群紊乱的问题，我们往往会建议患者饮食上多加一味"药"——益生菌。在中药治疗的同时，辅以益生菌，调节肠道菌群，对缓解肠道不适症状，有一定帮助。

饮食建议

建议患者减少高糖食物的摄入，如蛋糕、糖浆、奶茶等，有利于降低肠道炎症发生；增加富含益生元物质的食物，为体内有益菌提供充足的营养，促进有益菌的生长和繁殖，如燕麦、鹰嘴豆、扁豆、大豆、豆腐、苹果、香蕉、番茄、黄芪、枸杞子等。

食疗推荐方

白菜炖豆腐

食材：大白菜 250 克，豆腐 200 克，瘦肉 50 克，盐、植物油少许。

做法：白菜洗净切条，豆腐切块；瘦肉洗净切条，下锅翻炒至熟；加入白菜翻炒至熟烂后，加入适量的水和豆腐煮沸；煮沸后加入少许的盐拌匀，再煮 2 分钟即可。

功效：促进体内有益菌的生长、调节肠道菌群。白菜含有丰富的膳食纤维，能够促进肠道蠕动，促进排便；豆腐属于大豆制品，大豆中有被称为大豆低聚糖的糖类，是一种不能够被人消化吸收，但能够被肠道益生菌所利用的成分，具有维持肠道微生态平衡、提高机体免疫力的作用。

杂豆粥

食材：鹰嘴豆、红豆各 20 克，小米 30 克，粳米 50 克。

做法：将所有食材洗净浸泡 2 小时后，放入砂锅中煮成粥即可。

功效：豆类食物富含丰富的低聚糖，是天然的益生元，有利于促进肠道有益菌的生长和繁殖，调节肠道菌群，稳定肠道内环境。

◇ **水果谷物餐**

食材：酸奶 150 毫升，蓝莓、草莓、牛油果各少许，少许即食燕麦片和水果干。

做法：将酸奶和蓝莓、草莓、牛油果一起放入搅拌器中搅拌，倒入杯中，再撒上少许燕麦片和水果干即可食用。

功效：本品可以调节肠道内环境，增加肠道有益菌，提高肠道免疫力，尤其适合于肠功能紊乱的患者。

造瘘后调理

肠癌患者手术切除直肠后，有时医生会给患者开一个造瘘口，装上一个 24 小时的造瘘袋，以排出大小便。排泄不受患者控制，而且因为异味会影响与别人的相处，降低患者的生活质量。

◇ **饮食建议**

对于造瘘的患者，建议饮食以高热量、高蛋白质、高维生素、低渣且易消化、无刺激的食物为主；严格控制脂肪摄入，不要食用过于油腻的食物；不吃易产气的食物，如杏仁、瓜子、花生、红薯、土豆、芋头、萝卜、板栗、碳酸饮料等；不吃辣椒、洋葱、韭菜、大蒜等含硫食物，此类食物容易在体内产生异味；不吃难消化的食物，如粽子、年糕、青团、炸鸡等；三餐定时定量，细嚼慢咽。

除此之外，我们发现，在众多造瘘患者中，情绪问题影响着病情的发展，这类患者饮食上应侧重于调节大脑功能和稳定情绪，将食疗方与身、心两者标本同治为最佳。

笔者遇到一位带瘘生存的乙状结肠癌患者，56岁的女士，术后3年，因腹胀许久来就诊。从患者老公的口中我们得知，患者晚上经常会因腹胀睡不好，一到吃饭时间就非常抵触，情绪激动，不愿意就餐，每次都是连哄带骗地劝说，才吃下几口。因吃得少，肠道蠕动慢，所以排便次数少，但最近一次，腹胀得厉害，快两个星期没有排大便。了解之后，我们决定从心、身两方面来调治患者，一方面我们使用承气汤外加少许益生菌制剂来缓解患者腹胀、便秘的问题；另一方面，患者的睡眠不好及情绪不稳，问题在"心"，我们使用安神除烦的茶饮辅以正常的中药治疗。一周后，她老公打电话过来说，腹胀情况好转，睡眠也变好了。

◦ 食疗推荐方

◆ 承气汤

食材：厚朴10克，胡桃仁10克，柴胡5克。

做法：三种食材浸泡半小时后煎服。

功效：厚朴、胡桃仁均入大肠经，二者合用具有下气除满、润肠之功，加以柴胡，增强了疏肝解郁的作用，有助于缓解肠道造瘘患者的腹胀问题。但需注意，胡桃仁不宜长时间服用，待病情缓解后即可停服。

◆ 赤芍菊花茶

食材：赤芍10克，菊花12克，秦皮8克，蜂蜜5毫升。

做法：将所有食材清洗干净，入锅煎煮成汁，去渣，放温后加入蜂蜜调味即可饮用。

功效：清热解毒、凉血燥湿。本方特别有助于改善夏季湿热带来的腹泻、大便黏腻、造瘘口堵塞的问题。

◇ 枳术山药粥

食材：枳实（炒）15克，麸炒白术15克，莱菔子20克，山药50克，粳米100克。

做法：水适量（2000～2500毫升），五味同煮，熬粥，喝粥。

功效：健脾消食，行气化湿，适用于肠癌患者和造瘘患者，以及见胃纳不佳、不想进食、脘腹胀满者。

乏力

癌症患者的乏力常称为癌因性疲乏，多因患者自身的能量消耗过大以及各种治疗影响患者生理功能障碍，而引起机体疲乏无力。癌因性疲乏比正常人的乏力严重，而且一般无法通过休息得到缓解。除了乏力以外，往往还伴有嗜睡、失眠、精力不集中、情绪波动大、易怒、四肢沉重、肌肉无力、身体疼痛、焦虑等症状。

● 饮食建议

饮食上应以多糖类和富含蛋白质的食物为主，如香菇、蘑菇、灵芝、山药、大豆、豆腐、鸡肉、鱼肉等。

对于气虚乏力的患者，可选择食用益气类食物，如黄芪、太子参、山药、大枣、茯苓、鸡内金等；对于血虚乏力的患者，可食用当归、地黄、龙眼肉、枸杞子、红枣、猪血、猪肝等补血类食物。

◇ 益气鲫鱼汤

食材：鲫鱼 1 条，黄芪 15 克，党参 10 克，生姜和盐各少许。

做法：黄芪、党参、鲫鱼和生姜洗净后放入锅中，加水 1000 毫升煮沸，待汤汁浓稠时，去掉黄芪和生姜，加盐调味即可。

功效：黄芪补气升阳、生津养血；党参健脾益气；鲫鱼健脾利水。三者合用，具有补气之功效，适用于气虚乏力、抵抗力弱的患者。

◇ 茯苓鸡肉馄饨

食材：茯苓 50 克，鸡肉 100 克，面粉 300 克，盐和植物油等调料少许。

做法：将茯苓研成粉，与面粉一起混匀制成馄饨皮。鸡肉剁成馅，加盐、植物油和调料混匀。将馄饨皮与鸡肉馅一起包成馄饨后，入锅煮熟，即可食用。

功效：茯苓可利水渗湿、健脾、宁心；鸡肉温中益气、补精填髓。两者合用，可健脾养胃、补中益气，适用于中气不足、无力、气血亏虚的患者。

◇ 太子参红枣粥

食材：太子参 20 克，大米 60 克，红枣 10 枚，佛手 12 克。

做法：先将太子参、佛手洗净，放入砂锅中，加适量清水，武火煮沸后，转文火煎煮 1 小时，去渣取汁。再加入大米、红枣共煮粥，服食。

功效：本方可补益精血、润肠通便、改善体力。适用于肠癌见面色苍白、头晕目眩、心悸乏力者。

缺铁性贫血

慢性炎症导致机体对铁原子的转运、吸收、利用发生障碍，从而会引起缺铁性贫血。缺铁性贫血的肠癌患者一般化验报告单中的血清铁、血清铁蛋白、转铁蛋白饱和度（TSAT）这三项数值往往低于正常值范围。

· 饮食建议

铁在酸性环境中易于被吸收，胃肠道分泌的黏蛋白及胆汁对铁有稳定和促进吸收的作用。因此，建议饮食上将含铁丰富的食物与酸性食物一起食用。纠正偏食的习惯，尤其是部分长期饮食偏素的患者，可适当地食用动物类食物，选择瘦肉、血液制品等动物性含铁量较高的食物，动物类食物中的肌红蛋白、血红蛋白经蛋白酶消化后，游离出的血红蛋白铁可直接通过肠黏膜细胞进入人体，吸收率比植物性食物高；菠菜、空心菜、麦麸、浆果等食物，富含草酸、植酸等物质，会影响铁元素吸收，要少食用。维生素C能够促进食物里铁在人体中的吸收，因此，要多食富含维生素C的食物，如油菜、番茄、小白菜、猕猴桃、沙棘等。

· 食疗推荐方

◇ 木耳红糖饮

食材：黑木耳（干）5克，红糖30克。

做法：将黑木耳用冷水泡发1～2小时，清洗干净，放入锅中，加适量水，武火煮沸；煮沸后改用文火再煮30分钟左右，等木耳煮烂时，放入红糖，继续煮沸，待红糖完全溶化即可。

功效：补气养血、补充铁质。黑木耳具有补气血之功效，黑木耳在植物食物中含铁量非常丰富，每100克含铁97.4毫克，有"素中之荤"的美誉，能够很好地补充体内缺少的铁元素。

◆ **三红汤**

食材：红枣7枚，红豆50克，花生20克。

做法：上述三味同煮汤，连汤共食。

功效：红枣、红豆、花生均有补脾生血之功效，三者合用，可增强补血作用，适用于贫血患者。

◆ **黄芪补血汤**

食材：黄芪、党参各10克，山药50克，排骨250克。

做法：黄芪和党参装入布袋，扎口后和排骨、山药一起放入锅中，加适量水，先武火后文火炖煮至熟，捞出布袋后，饮汤食肉。

功效：本品可补血益气，升高红细胞和血红蛋白。党参不仅具有补中益气的功效，还能使红细胞及血红蛋白数量增加，改善贫血；黄芪补气生血；排骨为血肉有情之品，养血补血。本品常用于缺铁性贫血或脾胃虚弱者，可改善食少便溏、四肢乏力等症状。

◆ **鸡（鸭）血汤**

食材：鸡（鸭）血150克，内酯豆腐150克，葱姜末、黄酒、鲜汤、盐、味精、青大蒜、麻油各适量。

做法：鸡（鸭）血洗净后切好，豆腐切小块焯水。用葱姜炝锅后，加入鲜汤，放入鸡（鸭）血、豆腐、盐、味精等，为了除腥，也可放入少许黄酒，烧开后撇去浮沫，装盆时撒上青大蒜段，即成。

功效：此方能够补血、解毒，适宜于化疗期间贫血者。

以上四个方子，操作方便，食材简便，临床随证运用，坚持食用2～3周，对于改善贫血，有不错的效果。而且患者反馈，食用后，改善效果较稳定持久，而且患者体力也得到一定程度的恢复。

巨幼红细胞贫血

巨幼红细胞贫血一般是因缺乏维生素 B_{12} 或叶酸，是化疗药物对营养素的消耗以及肠道吸收功能降低，营养素吸收不良所致。很多患者在饮食治疗上常将它与缺铁性贫血混为一谈，但两者是有区别的。

• 饮食建议

对于巨幼红细胞贫血的肠癌患者来说，饮食治疗主要从三方面入手：第一，补充富含维生素 B_{12} 和叶酸的食物，如菠菜、油菜、小青菜、番茄、花生仁、豆类及其制品以及动物的肝肾等；第二，促进肠道吸收，增强脾胃功能，可适当增加一些益气补血的食物，如当归、白术、黄芪、党参、陈皮、大枣等；第三，饮食烹调是关键，因维生素 B_{12} 和叶酸易溶于水，所以在清洗、浸泡时，避免过度清洗、浸泡，尽力不要挤去菜汁，否则会容易加快营养素的流失。

• 食疗推荐方

◆ 猪肝豆角面

食材：豆角100克，猪肝50克，挂面150克。

做法：豆角切断焯水，放锅中煸炒到熟待用；猪肝洗净，切小片放入锅中，和面条一起煮熟，待面条变软，猪肝变色，加入少许盐调味，捞出，再将豆角放入即可食用。

功效：豆角富含叶酸，具有很好的缓解因叶酸缺乏而导致的贫血问题；猪肝含有丰富的维生素 B_{12}，可调节和改善造血系统的功能。两者一起食用，有利于增加营养素的吸收，增强身体的造血功能。豆角宜选择深绿色、粗细均匀、颗粒饱满的品种。煸炒时一定要炒熟，以防食用未煮熟的豆角而引起中毒。猪肝是内脏解毒器官，所以要用清水反复清洗，再将猪肝放入水中浸泡，以促进解毒。

◆ **笋干炒肉**

食材：芦笋、豆腐干各 50 克，猪瘦肉 100 克，葱、食用油、味精和盐适量。

做法：芦笋洗净，切丝；豆腐干洗净切成丁；葱洗净切成段；猪瘦肉洗净切丝。起油锅，放入肉丝，炒熟。起油锅放葱段略炒，放入芦笋、豆腐干丁炒至将熟，放入肉丝，加盐、味精略炒即可。

功效：芦笋味道鲜美，清爽可口，富含叶酸，能增进食欲，帮助消化，且有健脾养胃之功；猪肉富含维生素 B_{12}。本品虽是家常菜肴，但对于巨幼红细胞贫血患者，常食有益。

◆ **木耳枣肉汤**

食材：黑木耳 10 克，大枣 15 枚，黑豆 50 克，瘦猪肉 60 克。

做法：共煮汤食用。

功效：有补益气血，改善严重贫血状态之功，对巨幼红细胞贫血的肠癌患者，有所帮助。

药物性贫血

• 饮食建议

对于化疗引起的骨髓抑制性贫血，使用铁剂或者吃再多含铁食物，效果往往都不显著。这类患者应均衡营养，补充充足的蛋白质，促进骨髓细胞自然修复。

• 食疗推荐方

◆ 黑芝麻馒头

食材：面粉 250 克，黑芝麻粉 20 克，酵母 2 克。

做法：将面粉和酵母用温水化开，顺时针搅拌成棉絮状后揉成光滑的面团，密封放在温暖处发酵 1 小时左右，至面团 2～3 倍大；在案板上撒些干粉防粘，发酵好的面团分成 7 等份，分别揉圆整理成馒头坯；放入笼屉上，二次发酵 30 分钟至 1 小时，将锅中水烧开，蒸熟即可。

功效：中医学认为，肾藏精纳气，精能生髓，精髓可以化而为血，黑芝麻具有补肝肾、益精血的作用；并且黑芝麻中铁的含量较高，且黑色食物入肾，有助于生血。有腹泻和肠炎的便血患者尽量避免食用黑芝麻。

◆ 黑豆首乌糊

食材：黑豆 30 克，制何首乌 10 克，山药 1 根。

做法：黑豆浸泡 2～3 小时；制何首乌放入水中煮 30～40 分钟后，取汁；山药削皮、切块，与黑豆、何首乌汁一起放入料理机中，制成糊，即可食用，可根据自己的口味添加少许糖调味。

功效：制何首乌具有补肝肾、益精血的功效；山药具有补脾养胃、补肾涩精的作用；黑豆可补肾养血。三者相配，可补肝肾、益精血，适合于化疗后骨髓抑制性贫血的患者。

◇ **地黄山药鸡**

食材：生地黄 20 克，母鸡 1 只，山药 50 克，大枣 5 枚，葱、姜等调料适量。

做法：将母鸡由背部颈骨至尾部剖开，去内脏，洗净，入沸水锅内略焯片刻，待用。将生地黄、山药皆切成约 0.5 厘米见方的片状，混合均匀，再将调料等塞入鸡腹内，将鸡腹部向下置于瓷钵中，大枣去核放在瓷钵内，灌入米汤，封口后上笼武火蒸 2～3 小时，待其熟烂取出即成。

功效：本食疗方可益气养血，补益元气，适用于肠癌患者药物性贫血、白细胞减少者。

失眠

大部分肠癌患者都有失眠的问题。患者经过一系列的治疗，病情虽得到控制，但因身体和心理在治疗过程中都经受了压力，导致患者出现不同程度的睡眠障碍。久而久之，容易出现疲乏无力、情绪起伏不定，甚至免疫系统低下的问题。

◇ **饮食建议**

限制食用糖分过高的饮料或者点心，这类食物会消耗人们体内的 B 族维生素，尤其是维生素 B_6。维生素 B_6 能维持神经稳定性、消除焦虑，如果与维生素 B_1、维生素 B_2 相互作用，可在脑中合成血清素，有助于体内色氨酸转换成褪黑素，有助于缓解失眠的问题。

多食用一些有助于镇静安神的食物，如百合、牛奶、莲子、酸枣仁、龙眼肉和大枣等。

晚餐喝粥，助眠又安神。小米有很好的安眠作用，可以将适量小米熬成米粥，晚餐或者睡前 1 小时进食，催眠作用亦佳。

现代医学认为：色氨酸在人体内代谢后会生成 5 -羟色胺，它能够抑制中枢神经兴奋度，产生一定的困倦感。除此之外，5 -羟色胺在人体内进一步可转化生成褪黑素，这种物质是一种让人天黑就想睡觉的激素。因此，可以多食一些色氨酸含量丰富的食物，如南瓜子仁、大豆、墨鱼、牛肉、鸡蛋、干贝、黄豆、虾米、黑豆、紫菜、黑芝麻、葵花子、核桃、龙眼肉、香蕉、大枣、葡萄柚等。

不要过多饮用浓茶或者咖啡。浓茶里的茶碱和咖啡中咖啡因的含量都较高，这两者都会刺激神经兴奋，加重失眠问题。

● 食疗推荐方

◆ 酸枣仁汤

食材：酸枣仁 20 克，莲子 10 克。

做法：将食材水煎成大约 200 毫升，晚上睡觉前半小时服用。

功效：调养心神、助睡眠。酸枣仁是一种药食同源的食材，是临床上用于治疗失眠的一味良药，具有宁心安神的功效，对于减轻患者的焦虑，改善睡眠有很好的作用。本方是临床常用方，睡眠不好的患者，连服 1 周，多见改善。

◆ 核桃豆浆

食材：核桃 5 颗，大豆 50 克。

做法：大豆先泡发 1～2 小时，将核桃和泡发好的大豆一起放入豆浆机中，加水启动豆浆机，可根据自己的口味，添加少许糖，调味即可。

功效：健脑安神。每 100 克大豆含有 591 毫克色氨酸，这是其他蔬菜水果无法比拟的。因此，本款饮品可改善患者的睡眠质量，减少失眠问题。

◆ 百合知母汤

食材：百合 7 枚，知母 15 克。

做法：百合浸泡一夜后沥干，再以 400 毫升水煎取 200 毫升，取汁。同样方法，煎知母，取 200 毫升汁水。将两次药汁混和煎，取 300 毫升汁水，分两次服用。

功效：《日华子本草》云：“百合可安心、定胆、益志、养五脏。”《中国药典》中提到：“百合性甘寒，具有养阴润肺、清心安神的功效；知母性苦、寒，具有清热泻火的作用。”本方适用于失眠多梦、心烦的肠癌患者。体质虚寒者不宜食用。

肠癌肝转移

肝脏是结直肠癌血行转移最主要的靶器官，结直肠癌肝转移是结直肠癌治疗的重点，也是难点，是结直肠癌患者最主要的死亡原因。《结直肠癌肝转移诊断和综合治疗指南》指出，有 15％～25％ 的结直肠癌患者在确诊时即合并有肝转移，而另 15％～25％ 的患者将在结直肠癌原发灶根治术后发生肝转移，其中，绝大多数（80％～90％）的肝转移灶无法获得根治性切除。

我们诊治的肠癌患者中，有些患者已经出现了肝转移，常会心灰意冷，但事实上远未糟糕到这一步。

　　唐某是一名美籍华裔，在美国有很多产业。他有一个缺点是平时特别嗜好喝酒，杯中之物爱不释手，后半生定居于美国。2000 年其 75 岁时，被查出患肠癌，行手术后，不久转移到肝。在美国用尽了"电烤（放疗）""化疗"等，肿瘤未见缩小，人已被折腾得大肉尽脱，骨瘦如柴，老头子已绝望了。由于长期在海外生活，他们对中医也不了解，所以对于中医是不太信服的，只因已走投无路，其子女求治心切，托朋友来上海找到何教授，先来探询。何教授也很感棘手，一不见人；二听此描述，绝对是恶病质，且又对中医有点怀疑，好在求生心切，又是老人，据教授经验，这些老年患者换个治疗思路，不用化疗、放疗之攻伐手法，至少可以提高生存质量，延长寿命，或许还能创造奇迹。

　　于是利用中医的内服、外治法，改善患者不适症状，增强体质，提高患者生存质量。并根据患者的体力状况、年龄、器官功能及合并症等进行综合评估，对患者进行每天的饮食跟踪和药膳方的制订、纠正患者已出现的恶病质状态，适当添加医用的肠内营养制剂，调整患者的膳食结构等，癌症控制得很不错，虽然最终死于饮酒后的心血管意外，但高龄患肠癌后生存了 7 年多的唐某也被当地视为医学奇迹。

　　类似唐老先生这样的例子，我们门诊诊治时见到过不少。我们门诊诊治的不少肝转移患者依然健在，甚或康复，足以说明这并非已是绝境。

• 饮食建议

对于肝转移晚期的患者来说，饮食上纠正恶病质、保肝护肝，则是重中之重。在患者平时饮食上，增加保肝利胆的食物，避免胆汁瘀积严重，造成黄疸和病情加重，可以选用如香菇、蘑菇、菊花、金针菜、荞麦、薏苡仁、猴头菇、豆腐、海参、芝麻、沙棘、橘饼、茭白、荸荠等。

不仅如此，在患者常规的治疗外，辅以特殊的利胆保肝的药膳方，可增强治疗的效果。

• 食疗推荐方

◇ 蓟菜鲫鱼汤

食材：鲫鱼 1 条，蓟菜 30 克。

做法：将两种食材料理洗净，共同煮汤，加适量调料即成。

功效：清肝健脾、消肿止血，适用于脾虚并且有出血倾向的肝转移患者。

◇ 玉米须赤小豆羹

食材：玉米须 30 克，赤小豆 80 克。

做法：将玉米须洗净，切碎，与淘洗干净的赤小豆一同投入沸水锅中，用武火煮沸，改用文火煮至熟烂即可。早晚分食。

功效：有清热化湿、利胆退黄的功效，在饮食的同时，配合此方，可利湿助退黄。

◇ 自制混合糊

肠癌肝转移多见于晚期，患者食欲浅、进食量小，我们常常建议患者家中自备料理机,方便自制流质(糊状)膳食,既可作为加餐,又可作为患者进食困难或恶心呕吐时的三餐饮食,以保证患者营养。

我们根据患者自身的饮食偏向,选择患者日常食用的食物为主,尽可能地选择高蛋白、高能量的食物,常见的有鱼肉、瘦猪肉、豆浆、低脂牛奶、胡萝卜、山药、土豆、核桃、小米、燕麦、青菜、小白菜、菠菜、甘蓝等。具体操作方法:选择一种主食(如小米、大米、荞麦、土豆、甘薯等)+3 种蔬菜(胡萝卜、青菜、西蓝花、菠菜、甘蓝、娃娃菜、冬瓜等)+豆浆或低脂牛奶 250 毫升。将所选的食材煮熟,一同放入料理机,打成糊状,即可食用。需注意每次制作出来的食物,应尽快食用完。如果放置时间超过 2 小时以上,不可再次食用,需重新制作。

图书在版编目（CIP）数据

何裕民精准饮食抗癌智慧. 生了肠癌，怎么吃 / 孙丽红
主编. — 长沙 : 湖南科学技术出版社，2021.10
ISBN 978-7-5710-1260-1

Ⅰ. ①何… Ⅱ. ①孙… Ⅲ. ①大肠癌－食物疗法Ⅳ.
①R273.059

中国版本图书馆 CIP 数据核字 (2021) 第 205079 号

何裕民精准饮食抗癌智慧

SHENGLE　CHANGAI，ZENMECHI

生了肠癌，怎么吃

主　　审：何裕民
主　　编：孙丽红
出 版 人：潘晓山
策划编辑：梅志洁
责任编辑：唐艳辉
出版发行：湖南科学技术出版社
社　　址：长沙市芙蓉中路一段 416 号泊富国际金融中心
网　　址：http://www.hnstp.com
邮购联系：0731-84375808
印　　刷：长沙市宏发印刷有限公司
　　　　　（印装质量问题请直接与本厂联系）
厂　　址：长沙市开福区捞刀河大星村 343 号
邮　　编：410000
版　　次：2021 年 10 月第 1 版
印　　次：2021 年 10 月第 1 次印刷
开　　本：880mm×1230mm　1/32
印　　张：6.75
字　　数：146 千字
书　　号：ISBN 978-7-5710-1260-1
定　　价：38.00 元